盆底功能障碍性疾病诊治与康复系列

盆底功能障碍性疾病诊治与康复：
肛肠分册

名誉主编　郑　树　黄学锋

主　　编　王　达　徐　栋　庄　竞　张朝军

副 主 编　杜金林　张锡朋　沈建法　刘智勇

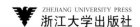
浙江大学出版社

图书在版编目（CIP）数据

盆底功能障碍性疾病诊治与康复．肛肠分册／王达等主编.
— 杭州：浙江大学出版社，2019.9（2021.1重印）
ISBN 978-7-308-19494-5

Ⅰ．①盆… Ⅱ．①王… Ⅲ．①骨盆底－功能性疾病－诊疗②骨盆底－功能性疾病－康复③肛门疾病－诊疗④肛门疾病－康复⑤直肠疾病－诊疗⑥直肠疾病－康复 Ⅳ．①R681.6②R574

中国版本图书馆CIP数据核字（2019）第185706号

盆底功能障碍性疾病诊治与康复：肛肠分册

主编 王 达 徐 栋 庄 竞 张朝军

责任编辑 张 鸽
文字编辑 殷晓彤
责任校对 董晓燕
封面设计 雷建军 黄晓意
排 版 杭州兴邦电子印务有限公司
出版发行 浙江大学出版社
（杭州市天目山路148号 邮政编码310007）
（网址：http://www.zjupress.com）
印 刷 浙江省邮电印刷股份有限公司
开 本 710mm×1000mm 1/16
印 张 12.5
字 数 207千
版 印 次 2019年9月第1版 2021年1月第2次印刷
书 号 ISBN 978-7-308-19494-5
定 价 149.00元

施国伟　复旦大学附属上海市第五人民医院

孙秀丽　北京大学人民医院

王楚怀　中山大学附属第一医院

王　达　浙江大学医学院附属邵逸夫医院

王于领　中山大学附属第六医院

王玉娟　贵州省人民医院

文　伟　上海交通大学医学院附属第一人民医院

谢臻蔚　浙江大学医学院附属妇产科医院

徐　栋　浙江大学医学院附属第二医院

杨剑辉　宁波市鄞州区第二医院

张朝军　解放军总医院第六医学中心

张广美　哈尔滨医科大学附属第一医院

张　珂　浙江大学医学院附属妇产科医院

张锡朋　天津市人民医院

张正望　复旦大学附属华东医院

庄　競　河南省肿瘤医院

《盆底功能障碍性疾病诊治与康复：肛肠分册》
编　委　会

邓　群　浙江大学医学院附属第二医院

左志贵　温州医科大学附属第一医院

田永静　巴彦淖尔市医院

代建国　内蒙古自治区肿瘤医院

朱洪波　浙江大学医学院附属邵逸夫医院

刘　剑　浙江省湖州市中心医院

闫庆辉　河北医科大学第二医院

江　波　山西省肿瘤医院

安广权　河北医科大学第四医院

孙　灏　上海静安区中心医院

吴方超　浙江大学医学院附属邵逸夫医院

张国建　河北医科大学第二医院

陆　琴　南京市中医院

陈　硕　天津市人民医院

陈朝文　北京大学第三医院

武颖超　北京大学第一医院

周　毅　天津市人民医院

赵　岚　浙江大学医学院附属邵逸夫医院

保红平　云南省曲靖市第二人民医院

姚国栋　内蒙古医学院附属第一医院

姚　航　南京市中医院

姚寒晖　中国科学技术大学附属第一医院

顾宏刚　上海龙华医院

徐邓勇　浙江大学医学院附属邵逸夫医院

殷晓星　上海静安区中心医院

高　浩　天津市人民医院

黄　云　北京海军总医院

梁　峰　解放军三〇七医院

蔡北源　广东省中医院

燕　速　青海大学附属医院

魏学明　北京空军总医院

丛书序

　　随着我国社会经济发展水平的不断提高，人们对健康的需求也逐渐增加，从以往关注疾病本身以及疾病所导致的功能障碍层面，逐渐提高到关注功能障碍所导致的日常生活水平受限和生活质量下降层面。人们对提高社会参与程度和生活质量的需求进一步增加。2017年，党的十九大报告明确提出"实施健康中国战略"，将维护人民健康提升到国家战略的高度，以人民为中心，全面实施健康中国战略。

　　盆底功能障碍性疾病是由盆底支持结构缺陷、损伤及功能障碍引起的盆腔器官位置或功能异常，其主要包括盆腔器官脱垂、大小便控制障碍、性生活障碍及慢性盆腔疼痛等。盆底功能障碍性疾病是影响人类生活质量的五大疾病之一。在社会交往中，患者常因大小便障碍所导致的身体异味而产生恐惧和抑郁心理，故盆底功能障碍性疾病也常被称为"社交癌"。然而，受传统观念和人们对疾病认识程度不足等因素的影响，许多患者存在"诊治延迟"和"讳疾忌医"的情况。

　　就尿失禁而言，50%以上的经产妇存在不同程度的盆底功能障碍性疾病，50%以上的老年妇女会有不同程度的尿失禁症状。由此可见，盆底功能障碍性疾病患者是一个不可忽视的群体。因此，适时地对盆底功能进行评估，及早发现异常，及时进行康复治疗，是预防和治疗盆底功能障碍性疾病，提高患者生活质量的关键。

　　当患者存在盆底功能障碍性疾病时，他们不仅要忍受疾病本身所带来的痛苦，而且要经历后续坎坷的就诊过程。盆底功能障碍性疾病所涉及的疾病种类较多，诊治过程复杂，常常需要多学科协作诊治。因此，患者常常在泌尿科、肛肠科、妇产科等科室反复就诊，却得不到有针对性的诊断和治疗。

　　为此，丛书主编召集国内从事盆底功能障碍性疾病诊断、治疗和康复工作的专家们编写了该丛书，有针对性地解决目前盆底功能障碍性疾病诊治过程中的难点和重点问题，完善盆底功能障碍性疾病的诊治体系，为践行健康中国战略助力。

众所周知，盆底肌评估不仅包括常规的症状问卷、生活质量问卷，以及体格检查、盆底肌肌力徒手测量等常规检查，而且包括较为专业化的尿动力学检查、阴道测压、肛管直肠测压、盆底超声检查、盆底动态磁共振检查、盆底肌表面肌电图检查、盆底诱发电位、排粪造影、尿路造影检查、尿垫试验、结肠传输试验等。不同的检查归属于不同的科室，而各个科室对相同检查结果的解读和看法也存在专业倾向。故本丛书试着将各个评估手段综合于一体，简洁、易懂又专业。

目前，虽然大多数盆底功能障碍性疾病的指南推荐将保守治疗作为首要的治疗手段，但仍有较多的专科医师并不了解保守治疗的手段和方法。单纯的电刺激或生物反馈治疗已经无法满足盆底功能障碍性疾病患者日益提高的康复需求。因此，本丛书专门设置了盆底功能障碍性疾病的泌尿分册、肛肠分册、妇产分册和康复分册。各个分册分别重点阐述，各有侧重。并且，本丛书罗列分析了康复医学专业的声、光电、热、磁等理疗手段，加入了盆底肌康复训练手段（如Kegel训练、家庭功能康复器、腹部核心肌群训练、人工手法按摩、关节紊乱复位、姿势矫正训练、牵伸训练、控制训练、局部问题处理、呼吸训练、有氧训练、肌内效贴等），同时结合中医针灸、中药熏蒸等手段，系统又完整地介绍了盆底功能障碍性疾病康复治疗的范围，充分拓展了除手术治疗、骶神经调控、电刺激治疗以外的盆底功能障碍性疾病治疗范围。

随着时代的发展，以生存为核心的医学模式已经转变为以生活质量为核心的医学模式。人们的思想正在逐步开放，盆底功能障碍性疾病的诊断率大大上升。本丛书可以为盆底功能障碍性疾病的早发现、早诊断、早治疗和早康复提供坚实的基础，值得从事盆底功能障碍性疾病诊治与康复的相关专业人员阅读和参考。

江苏省人民医院康复医学科主任

美国国家医学科学院外籍院士

本书序

近年来，随着人口老龄化趋势的加剧，盆底功能障碍性疾病（Pelvic floor dysfunction，PFD）的患者人数逐渐增多，该疾病严重影响患者（尤其是女性患者）的身心健康和生活质量。国外研究发现，成年女性PFD的患病率为20%～40%。与此同时，直肠肿瘤手术后的患者也往往伴有排尿、排便及性功能障碍等盆底相关的问题。但盆底解剖结构复杂，疾病涉及多个学科，且长期以来，涉及盆底疾病的临床科室更多地关注于器质性盆底疾病的诊治，因此对PFD的研究不多，一方面是由于缺乏这方面的系统知识，另一方面是由于这类疾病的治疗有别于器质性疾病的治疗，器质性疾病可以通过手术或药物等治疗方式取得立竿见影的效果，而此类疾病的治疗一般需要多学科合作，疗程较长，且疗效往往不确切，因此也影响了临床医生对此类疾病研究的积极性。

自21世纪以来，国际上对PFD的重视程度越来越高，研究成果也越来越多，该疾病的研究取得了重大进展。国内外盆底疾病研究中心如雨后春笋般涌现，发展迅速。随着对该疾病的研究日趋成熟，逐步形成了由泌尿外科、妇产科、结直肠外科和康复科等多科协作的新兴学科。在盆底整体治疗理念的指导下，盆底生物反馈及康复治疗、骶神经刺激、人工括约肌及盆底重建术、盆底补片手术、中医药、心理治疗等治疗方法，在国内外临床得到了广泛开展，PFD的治疗取得了令人瞩目的成绩。

在国外对PFD的研究已经取得了不少进展，但国内相关研究还处于起步阶段，仍缺少从盆底功能障碍的角度介绍这类疾病诊疗的专业著作。本书作为"盆底功能障碍性疾病诊断与康复系列"中的肛肠分册，详细介绍了与肛肠相关的PFD，对该疾病的流行病学、发生机制及相关的特殊检查进行了概述，并对与肛肠相关的几种PFD的诊疗进行了详细的阐述，包含治疗具体病例的经验。本套丛书的出版为从事盆底疾病治疗与研究的医务工作者提供了很好的参考，填补了国内相关领域的空白，对国内PFD的诊疗必将起到非常重要的作用。

邵树

2019年8月

前　言

　　盆底功能障碍性疾病（Pelvic floor dysfunction，PFD）是指盆底结构由先天缺陷、后天损伤或其他原因造成的盆底结构改变及功能障碍所引起的疾病，主要表现为盆腔器官脱垂、压力性尿失禁、大便失禁、便秘、盆底痛和性功能障碍等。

　　国内外各大医院纷纷成立了盆底疾病研究中心，但大多数盆底疾病研究中心以妇科或泌尿科为主导，而肛肠科相关的PFD的诊治、研究还处于起步阶段。

　　PFD是由盆底整体支撑结构、组织形态或生理功能发生异常导致的。因此，临床上绝大多数PFD不是以单一专科疾病形式存在的，往往涉及多个系统，在治疗上也需要多个科室协同进行。目前，肛肠科在PFD的治疗上落后于妇科和泌尿科，成为PFD整体治疗中的一块短板。

　　本书是"盆底功能障碍性疾病诊断与康复系列"中的肛肠分册，由国内各大医院热衷于PFD诊治的肛肠外科专家根据自己多年的临床经验并参考国内外最新的研究进展而著，本书对肛肠科相关的PFD的诊断、治疗及进展进行了详细的论述。希望这套丛书的出版能为国内同道在日后的工作中提供一定的帮助，并希望能起到抛砖引玉的作用，期待日后有更多的国内相关专科的专家提供自己的经验，从整体上提高肛肠科相关的PFD的诊疗水平。

　　虽然我们已经尽力编写这套丛书，但由于肛肠科相关的PFD的诊治在国内外均处于起步阶段，能借鉴的经验不多，故内容上难免有不足之处，恳请广大读者批评指正。

2019年8月

目　录

第一章 肛肠科相关盆底功能障碍性疾病

第一节 肛肠科相关盆底功能障碍性疾病概述

盆底是指覆盖骨盆出口的肌肉和筋膜组织，有固定和支持盆腔脏器的作用，同时可协助盆底脏器完成相应功能。盆底功能障碍性疾病（Pelvic floor dysfunction，PFD）是指由盆底结构的先天缺陷、后天损伤或其他各种原因造成的盆底结构改变和功能障碍所引起的疾病。PFD的主要临床表现为盆腔器官脱垂、压力性尿失禁、大便失禁、便秘、盆底痛和性功能障碍。

近年来，随着人口老龄化趋势的加剧，PFD的患者人数越来越多，严重影响患者（尤其是女性患者）的身心健康和生活质量。流行病学调查发现，成年女性PFD的患病率为20%～40%。PFD的危险因素是多方面的，如年龄、妊娠与阴道分娩、绝经、肥胖、长期腹压升高、既往有盆腔手术史等。

（1）年龄：Kepenekci等的研究表明，年龄是PFD最主要的危险因素。Nygaard等的调查发现，40～59岁女性盆腔器官脱垂患病率为26.5%，60～79岁者患病率上升至36.8%，80岁以上者患病率高达49.7%。这些结果说明，随着年龄的增长，盆底支持组织发生退行性变，使得PFD的患病率逐渐增加。

（2）妊娠与阴道分娩：妊娠会导致盆底胶原纤维松弛，肌肉组织伸展变薄、张力下降；而阴道分娩会直接损伤肛提肌、盆腔内筋膜和阴道壁等盆底支持结构，所以PFD常发生在阴道分娩后。Gyhagen等对5236例初产妇的产后20年回访发现，经阴道分娩产妇盆腔器官脱垂的发生率是剖宫产产妇的2.55倍。

（3）绝经和雌激素水平低下：雌激素对于保持盆底支持组织的张力和弹性具有重要作用。绝经后雌激素水平降低，其受体水平亦下降，盆底肌肉和筋膜组织因血管收缩、血供减少而出现萎缩、变薄，引起盆底组织松弛，弹性减低，致使PFD的发生风险升高。

（4）肥胖：肥胖导致腹压增加，脂肪在组织间隙广泛蓄积，降低盆底肌肉的紧张度，这些因素都可以导致PFD的发生。有学者指出，对于肥胖的压力性尿失禁患者，体重减轻5%～10%可使尿失禁症状得到明显改善。

（5）长时间腹压升高：长期便秘、慢性咳嗽、重体力劳动等都可以导致患者腹压升高。高腹压状态不仅使盆底的筋膜、肌肉长期处于牵拉的紧张状态，还可以导致盆底筋膜的血供减少，从而使盆底支持组织的功能下降，导致PFD的发生。

（6）既往盆腔手术史：盆腔手术可破坏尿道、膀胱的正常解剖结构，造成周围神经损伤，导致压力性尿失禁。Model等对既往采用手术治疗PFD的患者进行回顾性分析发现，术中耻骨直肠肌的损伤可能是术后PFD复发的重要因素。

PFD是中老年女性的常见疾病，其发病率逐年增加。我国中老年女性PFD的发病率高达30%～50%。女性一生行盆腔脱垂手术的风险是10%，术后复发率为20%～40%，2年内再次手术的概率为29%。在年龄>65岁的妇女中，50%以上会有不同形式的盆底功能障碍，其中压力性尿失禁的患病率高达36.6%。PFD已严重影响中老年女性的健康和生活质量。

盆底是由肌肉和韧带将膀胱–尿道、阴道–子宫和直肠–肛门联系在一起，是受同一神经系统控制的功能整体。盆底内任何一组器官的功能障碍都不是孤立的，而是相互关联的。由于盆底器官（如膀胱、尿道、阴道、子宫、直肠和肛管）接受相同的感觉神经和运动神经支配，这些神经在肛提肌板平面穿过盆底，所以可以将盆底看成一个功能整体。盆底功能障碍在临床上常表现为泌尿生殖道症状与排便障碍。在大便失禁患者中，24%～53%存在尿失禁，7%～22%存在生殖器脱垂，子宫阴道膨出或便秘往往同时伴有排尿障碍。在直肠脱垂患者中，31%～58%伴有尿失禁，24%～48%伴有生殖器脱垂。

因此，澳大利亚的Petros和Listen在妇科领域首先提出了盆底整体理论，用于指导女性尿失禁的治疗。盆底整体理论认为，前盆（膀胱、尿道）、中盆（子宫、阴道）和后盆（直肠、肛门）是一个功能整体。盆底整体理论在国际上得到很多学者的认同，并促进了盆底康复学的发展和多种微创手术的开展，也提高了对大便失禁、排便障碍和盆底痛的诊治水平。

1998年，美国密歇根大学医学院建立了以妇科学为主导的盆底疾病研究中心，开展盆底功能性疾病的多学科研究。2000年，美国明尼苏达大学医学院在已有的盆底生理学实验室的基础上建立了以结直肠外科学为主导的盆底疾病研究中心。2001年，美国加州大学洛杉矶分校医学中心成立了以妇科和泌尿科为主导的盆底疾病研究中心。此后，欧洲、澳大利亚、新加坡等地纷纷成立了多学科合作的盆底中心、失禁中心、盆底康复中心等。盆底疾病学科的发展日趋成熟。

目前，盆底疾病的研究内容包括功能性便秘、功能性大便失禁、盆底痛、性功能障碍、盆腔脏器脱垂和压力性尿失禁等，盆底疾病学科的发展以多模式、多层次、多学科为特点。在盆底整体治疗理念的指导下，盆底生物反馈和康复治疗、骶神经刺激、人工括约肌和盆底重建术、盆底补片手术、中医药、心理治疗等方法均用于盆底功能障碍性疾病的治疗，并在国内外临床上广泛应用，取得了令人瞩目的成绩。

既往对PFD的研究大多以妇科、肛肠科或泌尿外科等单一专科的方式各自进行研究，经过多年的发展虽然取得了一定成绩，但其整体疗效并不令人满意。实际临床上的盆底功能障碍绝大多数不是以单一专科疾病形式存在，往往是涉及多个系统，PFD是盆底整体支撑结构、组织形态或生理功能发生异常导致的。因此，只有在多学科综合的盆底整体康复理念指导下，PFD的研究才能取得卓越的进展。近十几年来，国际上多个盆底研究中心的建立，使该学科的研究日趋成熟。盆底疾病科进而逐步成为由泌尿外科、妇产科和结直肠外科等多科协作的新兴学科。

（高　浩）

第二节　肛肠科相关盆底功能障碍性疾病的发病机制

PFD病因较为复杂，发病因素涉及妊娠、分娩、衰老、肥胖、高腹压、低雌激素、盆腔手术等。深入了解其病因与发病机制，有助于我们拓展思路，建立多层面诊疗策略。

一、腹压与骨盆倾斜度学说

人体直立时，脊柱腰曲向前，骶曲向后，骨盆上口平面斜向前上方，因而封闭骨盆下口的盆底并非呈水平位，而是斜向后下方与地平面形成10°～15°的夹角。脊柱的生理弯曲与骨盆的生理倾斜将腹腔脏器的重力分散至耻骨和两侧髂骨翼。

盆腔内脏器大多隐藏在骶骨凹窝内或卧于肛提肌板上，这样不仅减轻了盆底组织的受力，也避免了盆腔器官直接受到腹压的作用。但是在婴幼儿期，由于脊柱腰骶部弯曲和骨盆倾斜度尚未形成，骶骨和脊柱处于同一条垂直线上，骨盆呈水平位，因而盆腔器官得不到骶凹的保护，此时腹压直接作用于尚在发育的薄弱盆底，盆腔内器官就易发生脱垂，这也是婴幼儿发生直肠脱垂的原因之一。待儿童发育至骨盆特征出现后，器官脱垂的发病率明显降低，故小儿直肠脱垂多在5岁后逐渐自愈。随着年龄的增长，老年人脊柱弯曲逐渐消失，骶骨前移，骨盆倾斜度改变，骨盆又恢复到水平位置，当骨盆向前方旋转，腹压可直接作用于盆底，故老年人或年龄较大的经产妇器官脱垂的发生率升高。

有学者指出，取蹲位或坐位用力排便时，骨盆倾斜度发生改变，腹压的作用方向为先向前下腹壁，然后向后下方折射至直肠-子宫（膀胱）陷凹（Douglas窝）。Douglas窝是后盆底的薄弱区，通常成人陷窝最低点距离肛门8～9cm，有的可为1～2cm。Douglas窝深度超过阴道长度50%的女性，高腹压可将肠袢推入陷窝内形成肠疝，或将陷窝内直肠前壁推入直肠壶腹腔内，形成直肠内套叠。

二、盆底横纹肌群与神经牵拉损伤学说

盆底横纹肌群是支持盆底的重要结构，包括肛提肌、肛门外括约肌和耻骨直肠肌。肌群的神经损伤和变性是盆底功能障碍发病机制中重要的一环。支配盆底横纹肌群的神经来自骶神经前支（S_2～S_4），行程短且细小，当腹压增高时，直径越小，神经可随着盆底下降而被动延长，特别是在分娩时，神经会相应延长20%。神经的传导速度与神经纤维直径的平方成正比，神经被牵拉得越长，神经兴奋的传导速度就越慢，甚至停止传导。反复的腹压增

加可加重神经损害，甚至造成不可逆的永久性病变，导致盆底肌出现去神经病变，即运动神经末梢乙酰胆碱释放障碍，肌纤维进行性萎缩，肌肉收缩无力。同时血管活性肠肽（Vasoactive intestinal polypeptide，VIP）和神经肽Y（Neuropeptide Y，NPY）的释放明显减少，盆底血供和血管形成受到影响，导致盆底结缔组织变薄、肌肉收缩能力降低。神经牵拉性损伤导致的盆底松弛将明显削弱肛提肌板的承重能力，导致肛提肌板失去高腹压时反射性抬高的能力，并从正常的水平位变为倾斜位；平卧于肛提肌板上方的直肠也随之变为垂直位，因而极易沿肛提肌板的倾斜面下滑，发生直肠脱垂。另一方面，由于肛提肌板倾斜下垂，扩大了提肌裂孔，导致封闭裂孔的纤维小带变性、断裂，破坏了裂孔下方提肌隧道内的负压环境，致使排便时腹压可通过裂孔压迫肛管，因而出现便秘。若患者经常用力排便，则可能导致肛管直肠套叠或直肠内套叠。

三、胶原代谢异常学说

盆底结缔组织（包括筋膜、韧带）是指含有胶原、蛋白聚糖和弹性蛋白的盆底组织的总称，其作用是固定和悬吊盆腔脏器。盆底结缔组织和盆底肌群共同维持盆腔器官的稳定，当盆底松弛时（如排尿、排便时），盆底结缔组织和盆底肌可以通过悬吊作用给予器官短暂而有力的支持。盆底结缔组织的主要成分为胶质纤维。胶质纤维由Ⅰ、Ⅲ、Ⅴ型原纤维聚合而成，其中Ⅲ型原纤维含量最高，它与组织的弹性有关；Ⅲ型原纤维柔软易弯曲，直径较小；Ⅰ型原纤维的含量决定着结缔组织的强度，Ⅰ型原纤维抗牵引力较强，直径较大，是连接肛提肌至盆腔器官的重要成分。胶质纤维的主要化学成分是胶原，胶原的含量决定着盆底结缔组织的强度。

研究表明，胶原的分解和合成代谢与两种蛋白酶有关，一种是促进胶原分解的基质金属蛋白酶（Matrix metalloproteinases，MMPs），另一种是抑制MMPs的组织金属蛋白酶抑制剂（Tissue inhibitor of metalloproteinases，TIMPs），两者共同维持组织中胶原含量的动态平衡。在某些情况下（如分娩创伤、高腹压、低雌激素或炎症），胶原分解增加或合成障碍，即可导致胶原含量减少，盆底结缔组织松弛、薄弱，盆腔器官移位或膨出。直肠前突患者盆底结缔组织胶原含量明显减少，尤其是直肠阴道隔的结缔组织中MMPs的活性较正常人高4倍；成纤维细胞合成胶原的能力较正常下降30%。由此推测，直肠前突的发生可能是直肠阴道隔松弛的结果。

四、神经系统调节异常与精神心理学说

大脑边缘系统功能异常是指分布在盆腔器官上的躯体神经和内脏神经的传入纤维较敏感，盆底组织微小的伤害性刺激产生的神经冲动即可传导至边缘系统，边缘系统随即发出传出冲动，持续反馈作用于盆腔器官，并引起盆底肌持续性收缩。盆底肌肉痉挛更增加盆底组织痛觉的强度，增强的痛觉刺激再次沿痛觉传导通路传入边缘系统，从而在边缘系统与传入神经之间建立了一个逐级增强的痛觉神经环路。若这种环路永久存在，则盆底痛将长期发作。

流行病学调查显示，在慢性盆腔疼痛综合征患者中，心理异常者高达67%，其中人格障碍者占31%～59%，伴有抑郁和焦虑者占40%～60%。显而易见，疼痛与精神障碍的联系存在普遍性与共病性，因而推断：疼痛与抑郁、焦虑可能存在共同的神经解剖通路和神经生理分子机制，可能是由于中枢抑制系统出现紊乱，致使二者共同作用，使中枢兴奋性增强。电生理学研究发现，焦虑患者的大脑杏仁核、海马和前额叶皮质的电活动较常人增多，而激活下丘脑–垂体–肾上腺轴能引发疼痛和焦虑。

（陈　硕）

第三节　肛肠科相关盆底功能障碍性疾病的新理念

一、有关PFD的最新观念

PFD发生的原因是盆底支持结构的损伤，包括盆底肌肉、筋膜损伤、韧带薄弱、断裂、缺损等，主要有"整体理论"、"吊床假说"和"三个水

平"理论。1990年Petros提出了"整体理论"，他将盆底分为前、中、后三区，认为盆底缺陷主要跟这三区的结缔组织缺陷有关。"吊床假说"是在20世纪90年代由Delancey提出的，该假说认为盆底疾病的主要病因在于"吊床"——盆腔内筋膜、阴道前壁组成的支持结构的功能缺陷。1992年Delancey提出了阴道"三个水平"理论（图1-1），将支持阴道的筋膜、韧带等组织分为三个水平。

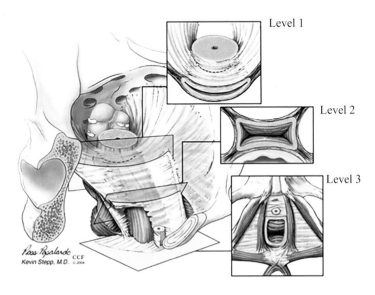

（引自：Walters MD，Karram MM. Urogynecology and reconstructive pelvic surgery[M].3rd ed. Amesterdam Mosby-Elsevier，2017.）

图1-1 DeLancey的阴道"三个水平"理论

　　尽管有关PFD病因与发病机制的假说很多，但大多还是围绕盆底相关肌肉、筋膜等展开。肛提肌作为盆底肌肉最强大的部分，其功能与PFD的发生和加重密切相关。肛提肌起于耻骨、坐骨棘和肛提肌腱弓等，纤维向内下走行，止于会阴中心腱、直肠壁、尾骨和肛尾韧带，左右联合呈漏斗状。

　　肛提肌由5块肌肉构成，分别是耻骨阴道肌、耻骨会阴肌、耻骨直肠肌、耻骨尾骨肌、髂骨尾骨肌。耻骨阴道肌起于耻骨后侧面，上行进入中尿道层面的阴道壁；耻骨会阴肌同样起于耻骨后侧面，上行至会阴体两侧；耻骨直肠肌起于耻骨盆面，向后绕过直肠肛管交界处两侧和后方，与对侧肌纤连接，形成U形袢；耻骨尾骨肌起于耻骨盆面，止于肛门内外括约肌间沟；髂骨尾骨肌起于肛提肌腱弓，分布于髂尾棘（图1-2）。

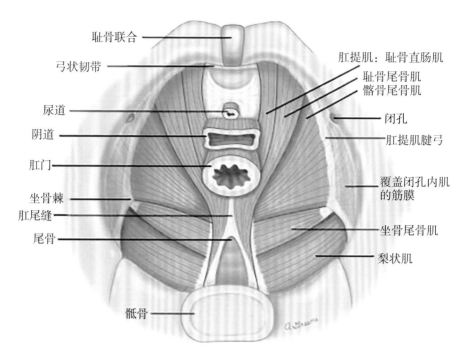

图中标注：
耻骨联合
弓状韧带
尿道
阴道
肛门
坐骨棘
肛尾缝
尾骨
骶骨
肛提肌：耻骨直肠肌
耻骨尾骨肌
髂骨尾骨肌
闭孔
肛提肌腱弓
覆盖闭孔内肌的筋膜
坐骨尾骨肌
梨状肌

图1-2　女性盆底肌肉

根据各肌肉的功能，影像学上将肛提肌分为2种：①耻骨－直肠－肛管肌。其肌束呈厚U形，环绕终末直肠和肛管，前后运动，主要调节肛管直肠角，司括约功能。②耻骨－髂骨－尾骨肌。其肌束呈板状，上下运动，能对抗腹内压，是肛提肌主要的支持部分。有学者形象地将盆底支持系统描述为"干船坞理论"。该理论分别将盆底器官、盆底筋膜和肛提肌比作船、绳索和水。肛提肌支撑盆底器官、防止盆底筋膜过度牵拉，就如同水能载舟，防止绳索过度绷紧。如果水从船底抽走，或者绳索拉断，船就会因为失去支撑而倾没。盆底器官、肛提肌、筋膜相互协调，共同维持正常的盆底功能。肛提肌和盆底筋膜任何一处发生缺损，都有可能导致盆底功能障碍，导致盆底脏器脱垂。

二、社会普及认知的需求

PFD具有患病率高、就诊率低的特点，严重影响患者的生活质量和身心健康。PFD发病率的国内外文献报道不一，但普遍较高。流行病学调查发现，成年女性中PFD的发病率为30%～50%，随着人口的老龄化，PFD发病率有上升趋势。在美国，每年大约有20万女性需要依靠手术修复盆底脱垂，花费超过10亿美元。美国女性尿失禁的患病率为20%～40%，2002年，美国用于治疗尿失禁的费用高达163亿美元，远高于血液透析和冠脉搭桥手术的费用总和。除了治疗，吸湿物品（如尿垫）的费用也很高。还有约1/3的患者未就诊。国内研究显示，正常女性盆底功能障碍的发生率为11%；王建六等调查北京郊区某自然村后发现，该村妇女子宫脱垂的患病率为25.8%，阴道前后壁膨出的患病率分别为41.6%和32.1%。作为一种常见却未被充分认识的疾病，仅有1/3的PFD患者认为PFD是一种需要治疗的疾病。这说明患者对PFD的知识相对缺乏，尤其是轻度PFD的患者，由于症状轻，疾病对生活和心理的影响不大，加之社会关注度不高，因而这些患者往往因忽视而错过最佳的康复治疗时机。而部分中重度患者，因受文化程度、社会因素及医疗条件等因素的影响，或因患者不愿暴露自己的隐私部位，而导致病情延误。

三、盆底康复治疗的应用

随着人们对盆底解剖认识的不断深入以及先进手术器械的应用，盆底修复术和重建术取得了飞速的发展，然而这些术式更多的是在泌尿外科和妇产科中应用。结直肠外科医生认为，对于轻、中度的PFD，盆底康复治疗可操作性强、安全性高、治疗费用低且并发症少，因此该治疗方法越来越受到临床医生和患者的青睐。

盆底康复治疗主要包括行为治疗、生物学反馈治疗和电刺激。临床多联合两种或三种治疗方法，并将家庭训练和医院治疗相结合。

（一）行为疗法

行为疗法包括膀胱训练、盆底肌训练和习惯培养练习。

（1）膀胱训练：在排尿时，抑制尿意，收缩尿道括约肌，中断排尿，抑制膀胱收缩，增加膀胱容量，延迟排尿。

（2）盆底肌训练：又称Kegel运动，是主要锻炼耻骨–尾骨肌肉群的训练，可增强盆底肌肉张力，使尿道阻力增加。盆底肌训练时，还可借助盆底康复器如阴道压力计、阴道哑铃等提高训练效果。

（3）习惯培养练习：生活中的一些不良习惯和慢性疾病可诱发和加重PFD。PFD患者应控制体重、治疗便秘、预防呼吸道疾病等。

（二）生物学反馈治疗

生物学反馈治疗是非手术治疗的一次飞跃。该治疗用仪器直接测量阴道内压力，收集肌电信号，通过声音和（或）视图进行反馈，使医生准确地获取患者肌肉活动的信息，指导患者控制不良的盆底肌肉收缩，使盆底肌肉正确地运动，以达到提高治疗效果的目的。生物学反馈治疗可同时测量盆底肌肉的肌力。

（三）电刺激

电刺激的治疗原理是通过放置在阴道或肛门内的探头电极，对神经肌肉进行电刺激，以加强肌肉的收缩功能。电刺激联合生物反馈治疗，可指导盆底肌肉正确地运动，测量肌力，还便于调整治疗中的各项指标，可达到提高治疗效果的目的。电刺激治疗需要为每一位患者制定和实施个性化的治疗方案，对实施治疗的医生要求较高，医生不仅要具备医学临床知识，还要具备盆腹动力学和盆底电生理学等相关学科知识。

四、贯彻微创理念

将微创的理念贯彻到各种治疗方法中去，不能简单把有无切口、切口大小作为划分微创的界限，这才是"微创"的内涵，我们应该摒弃单一的治疗方式和理念，采取多种综合治疗方式，尽可能保留患者的器官和功能，预留治疗空间。

五、学科发展需要多学科协作

科学的发展要经历综合、分化、再综合的过程，医学也是如此。现代医学发展迅速，专业越分越细，20世纪70年代，美国首次提出"整合医学"的概念，其主要表现形式是多学科协作（Multidisciplinary team，MDT）。多学科协作正是医学从分化到再综合的过程中演化而来的。随着人口的老龄化，PFD的患者人数也将不断增长，因此亟需一种更为有效的医疗模式，整合有限的医疗资源，以更好地为患者服务。Wagner提出，对慢性病最成功的干预方式就是MDT。MDT模式是以循证医学为理念，以多中心临床研究为基础，推出疾病的系列诊治路径和临床指南的新型医疗模式。国外对MDT的定义为："不同专业的专家在特定的时间、地点，或通过电视、电话会议形式，共同讨论某一特定患者的诊治方向，为其提供诊治意见"。MDT大多由某一专科医生主导，多局限于医院内。Deering等提出多学科协作管理方式——情境领导，针对不同患者，多学科协作的主导者可能也会不同，这对于患者的治疗及学科发展更为有效。同时MDT的管理不仅局限于医院，还延续到患者出院后。患者出院后的照护不容忽视，面对不断增加的慢性病患者人数，开展延续护理、降低患者出院后并发症的发生率、提高患者生活质量，具有重要的社会意义。要扩大多MDT的服务范围，依托社区开展防治工作，将MDT与延续治疗相结合，制定多学科随访体系，逐步建立以机构为支撑，以社区为依托，以居家为基础的多学科慢性病护理服务体系，实现"医院-社区-家庭"三位一体。

六、建立盆底功能障碍性疾病数据库

大数据时代已经到来，我们应该怎样看待这场数据带来的变革是我们面临的重要问题。现有的研究资料发现，PFD诊疗和研究缺乏系统、有序、完整的资料整合。从患者就诊开始，其检查、治疗、随访的每一个环节，都需要被转化为数据，这些数据应被集中存储、综合分析，以供在后期治疗与研究中使用。因此，PFD专业数据库的建立，既是大数据时代的需求，又是临床医生及研究者用来探讨问题的依据。PFD专业数据库的内容不仅应该包括临床的文字数据，还应该包括影像学资料、病理学图像等非线性信息。只有全面纳入信息才能帮助我们接近真相。通过计算机将患者资料数据化后，数据进行组合交互，横向、纵向构成庞大的数据网，使孤立的单个患者的数据与其他患者数据合理交互，点面相通，形成一个巨大的临床数据网。通过数据网，我们不仅可以回答现有的问题，还可以在不断深入的数据挖掘中发现新的研究视角，使临床与研究有机地结合。

当Schonberger等提出"大数据时代"已经到来的时候，我国PFD数据化的发展程度还远远没有追赶上数据时代的步伐。我们应该重新思考如何利用大数据指导PFD相关的临床诊疗与研究，尝试建立更为完善的伦理学审查机制，将健康管理的基本概念与学科数据建设相融合。云技术的发展使信息真正地超出"多中心"的范畴，为数据挖掘提供了更广阔的平台。

（姚　航）

参考文献

Altman D, Zetterstrom J, Schultz I, et al. Pelvic organ prolapse and urinary Incontinence in women with surgically managed rectal prolapse: a population-based case control study[J]. Dis Colon Rectum, 2006, 49(1): 28-35.

Aukee P, Tihtonen K. Pregnancy, delivery and pelvic floor disorders[J]. Duodecim, 2010, 126(20): 2381-2386.

Busacchi P, De Giorgio R, Santini D, et al. A histological and immunohistochemical study of neuropeptide containing somatic nerves in the levator ani muscle of women with genitouniary prolapse[J]. Acta obstet gynecol scand 1999, 78(1): 2-5.

Carey MP, Dwyer PL. Genital prolapse: vaginal versus abdominal route of repair[J]. Curr Opin Obstet Gynecol, 2001, 13(5): 499-505.

Chen L, Ashton-Miller JA, Hsu Y, et al. Interaction between apical supports and levator ani in anterior vaginal support: theoretical analysis[J]. Obstet Gynecol, 2006, 108 (2): 324-332.

Davis K, Kumar D. Posterior pelvic floor compartment disorders[J]. Best Pract Res Clin Obstet Gynaecol, 2005, 19(6): 941-958.

Deering S, Johnston LC, Colacchio K. Multidisciplinary teamwork and communication training[J]. Semin Perinatol, 2011, 35(2): 89-96.

Gleason JL, Richter HE, Redden DT, et al. Caffeine and urinary incontinence in US women[J]. Int Urogynecol J, 2013, 24(2): 295-302.

Gonzalez-Argente XF, Jain A, Nogueras JJ, et al. Prevalence and severity of urinary incontinence and pelvic genital prolapse in females with anal incontinence or rectal prolapse[J]. Dis Colon R, 2001, 44(7): 920-926.

Gyhagen M, Bullarbo M, Nielsen TF, et al. Prevalence and risk factors for pelvic organ prolapse 20 years after childbirth: a national cohort study in singleton primiparae after vaginal or cacsarcan delivery[J]. BJOG, 2013, 120(2): 152-160.

Handa VL, Blomquist JL, Knoepp LR, et al. Pelvic floor disorders 5-10 years after vaginal or cesarean childbirth[J]. Obstet Gynecol, 2011, 118(4): 777-784.

Innocenzi M, D'eramo G. Multidisciplinary Team in Cancer Management[M]// Multidisciplinary Management of Prostate Cancer. Berlin: Springer International Publishing, 2014.

Jokhio AH, Rizvi RM, Rizvij, et al. Urinary incontinence in women in rural Pakistan: prevalence, severity, associated factors and impact on life[J]. BJOG, 2013, 120(2): 180-186.

Kepenekci I, Keskinkilic B, Akinsu F, et al. Prevalence of pelvic floor disorders in the female population and the impact of age, mode of delivery, and parity[J]. Diseases of the Colon and Rectum, 2011, 54(1): 85-94.

Moalli PA, Shand SH, Zyczynski HM, et al. Remodeling of vaginal connective tissue in patients with prolapse[J]. Obstet Gynecol, 2005, 106(1): 953-963.

Model AN, Shek KL, Dietz HP, et al. Levator defects are associated with prolapse after pelvic floor surgery[J]. Eur J Obstet Gynecol Reprod Biol, 2010, 153(2): 220-223.

Moossdorff-Steinhauser HF, Albers-Heitner P, Weemhoff M, et al. Factors influencing postpartum women's willingness to participate in a preventive pelvic floor muscle training program: a web-based survey[J]. Eur J Obstet Gynecol Reprod Biol, 2015, 195(11): 182-187.

Nygaard I, Barber MD, Burgio KL, et al. Prevalence of symptomatic pelvic floor disorders in US women[J]. JAMA, 2008, 300(11): 1311-1316.

Petros PE, Ulmsten UI. An integral theory and its method for the diagnosis and management of female urinary incontinence[J]. Scand J Urol Nephrol Suppl, 1993, 153: 1-93.

Strini T, Bukovi D, Rojed, et al. Epidemiology of pelvic floor disorders between urban and rural f emale inhabit ants[J]. Coll Antropol, 2007, 31(2): 483- 487.

Sung VW, Hampton BS. Epidemiology of pelvic floor dysfunction[J]. Obstet Gynecol Clin North Am, 2009, 36(3): 421-443.

Wagner EH. The role of patient care teams in chronic disease management[J]. BMJ, 2000, 320(7234): 569-572.

Wein AJ. Re: biofeedback for the treatment of female pelvic floor muscle dysfunction: a systematic review and meta-analysis [J]. J Urol, 2013, 190(1): 194.

Wing RR, Creasman JM, West DS, et al. Improving urinary incontinence inoverweight and obese women through modest weight loss[J]. Obstet Gynecol, 2010, 116(2Pt1): 284-292.

廖镜芳，周冬梅，钟东彩. 女性盆底功能障碍性疾病治疗的回顾性分析[J]. 解剖学研究，2010，3(2): 130.

刘静，孙文红，吴凤英，等. 盆底重建术治疗重度盆腔脏器脱垂疗效评价[J]. 中国伤残医学，2013，21(9): 191-192.

王建六，曹冬，张晓红，等. 北京郊区女性尿失禁及盆腔脏器脱垂发病情况及其对生活质量影响的抽样调查[J]. 中国妇产科临床杂志，2007(1): 5-9.

谢伟，孙峰. 肛提肌损伤与盆底功能障碍性疾病关系研究[J]. 局解手术学杂志，2016，25(7): 534-537.

张东铭. 慢性盆底痛综合征[J]. 中国肛肠病杂志，2010，30(5): 55-57.

张东铭. 盆底支持组织与直肠脱垂[J]. 中国肛肠病杂志，2007，27(1): 43.

第二章　肛肠科相关盆底功能障碍性疾病的检查

第一节　排粪造影检查

便秘是一种常见疾病，受多种因素影响，如患者的膳食结构、精神状态及社会因素等。女性便秘的发生率远高于男性，这与女性妊娠/分娩的经历相关。便秘影响患者生活，给患者带来困扰。临床上便秘多表现为功能性排便障碍，临床医生可通过多种影像学检查，获得结肠传输、盆底排便障碍的客观诊断依据。

一、影像学检查的目的

通过对X线或磁共振成像（Magnetic resonance imaging，MRI）排粪造影检查所获得的影像进行分析，提高对以出口梗阻型为主的各型便秘的影像学表现的认识；明确病变类型、范围和分期，为临床治疗方案的确定提供影像学支持；用于治疗后随访观察疗效。

二、影像学检查方案

X线排粪造影检查前患者进流质饮食2d，以尽量清除积粪；检查时，先将导管插入患者肛门，注入60%（W/V）硫酸钡悬液约300mL，填充乙状结肠、直肠及肛管，患者侧坐在X线排粪造影仪器上，调整仪器高度，使左右头重合并使耻骨联合清晰显示，透视下选择性摄片，在患者配合下分别摄取静坐相、提肛相、力排充盈相和力排黏膜相X线片，必要时还应摄正位片。

MRI排粪造影的肠道准备同X线排粪造影。检查时，患者取仰卧位，先行盆腔常规横断位T1加权像（T1WI）、T2加权像（T2WI）序列，矢状位以及冠状位T2WI序列扫描成像；后经肛门注入含钆喷替酸葡甲胺（Gd-DTPA）2mL的玉米糊约300mL，患者仰卧位，臀下放置便盆，背部垫高，使之与臀部相平，使用快速扰相梯度回波序列对患者静息、提肛、力排时的盆底结构进行正中矢状位成像。

MRI具有极好的软组织对比特性以及可多平面成像的功能特点，能充分提供盆底脏器的结构和功能信息，还可发现扫描范围内盆腔组织和结构的异常或病变，观察其与便秘发生的相关性。

上述所得图像均使用卢氏标准进行测量，较常用的各径线见图2-1。

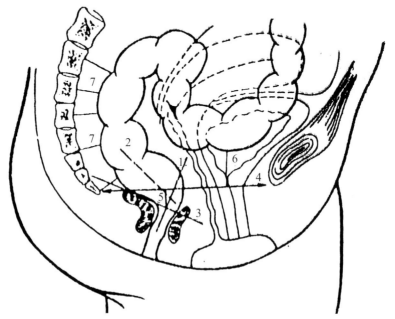

线1.肛管轴线；线2.直肠轴线；线3.近似直肠轴线；线4.耻尾线；线5.肛上距；线6.乙耻线；线7.骶前间距。

图2-1 卢氏标准测量常用的径线

（1）肛直角：直肠轴线［画平行于直肠壶腹部远端后缘处的平行线（图2-1中线2）作为直肠轴线］与肛管轴线（图2-1中线1）的夹角为肛直角。静息相肛直角为101.9°±16.4°（62°～155°）；力排相肛直角为120.2°±16.7°（70°～173°），力排相与静息相肛直角差为18.3°±16.5°（19°～66°），正常肛直角力排相最大，提肛相最小。

（2）耻尾线肛上距：在X线排粪造影中，耻尾线为耻骨联合下缘至尾骨尖的连线（图2-1中线4），在MRI排粪造影中，耻尾线为耻骨联合下缘至末节尾骨间隙的连线，肛管上部即肛管直肠结合部，肛上距为肛管上部中点至耻尾线的垂直距离（图2-1中线5），中点在耻尾线以上时肛上距为负值，中点在耻尾线以下时肛上距为正值，正常值≤30mm，经产妇肛上距≤35mm，超过正常值即为会阴下降。

（3）乙耻距和小耻距：耻尾线乙状结肠距和耻尾线小肠距，分别为充钡的乙状结肠（图2-1中线6）或小肠最下曲下缘与耻尾线的垂直距离。同肛上距一样，乙耻距和小耻距也是耻尾线以上为负值，以下为正值，正常时均为负值，正值即表示有内脏下垂。

（4）骶前间距：为充钡的直肠后缘至骶骨前缘的距离（图2-1中线7），以S3水平前缘至直肠后缘距离为准。骶前间距正常值<10mm，骶前间距在11～20mm为相对正常，骶前间距>20mm为绝对异常。

三、影像诊断

排粪造影是诊断出口梗阻型便秘的重要检查方法。

（一）正常X线排粪造影和MRI排粪造影表现

正常X线排粪造影见图2-2。正常MRI排粪造影见图2-3。

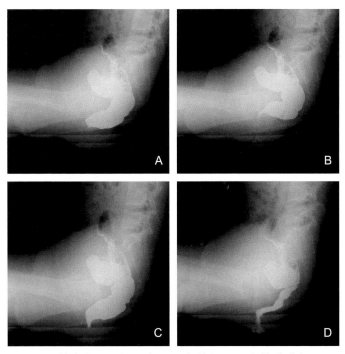

A.静息相；B.提肛相；C.力排相；D.力排黏膜相。

图2-2　正常X线排粪造影

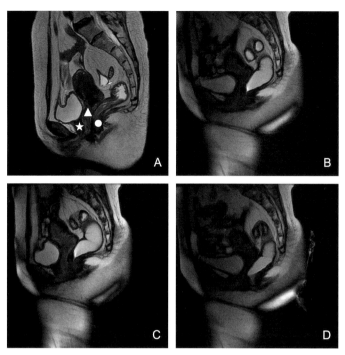

A.盆腔矢状位T2WI序列，盆底三腔室：前腔室（阴道前壁、膀胱、尿道）（★）、中腔室（阴道顶部、子宫）（▲）、后腔室（阴道后壁、直肠）（●）；B.静息相；C.提肛相；D.力排相。

图2-3　正常MRI排粪造影（女性，50岁）

（二）常见异常排粪造影表现

（1）盆底痉挛综合征：又称盆底失弛缓征，表现为力排时肛直角不增大，较静息时肛直角改变不明显，仍保持在90°左右或更小。

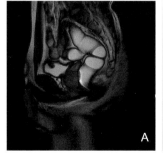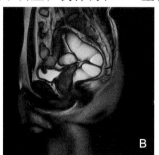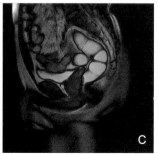

男性，27岁，便秘2～3年，排便费力，伴腹胀；A、B、C分别为静息相、提肛相、力排相，肛直角变化不明显。

图2-4　异常排粪造影

（2）直肠突出：直肠壶腹部远端呈囊袋状突向前方或后方，直肠壁后突罕见，多为直肠前壁前突（图2-5箭头所示）。测量肛管上部中点与直肠壶腹部突出最前缘的距离，距离≥6mm即可诊断为直肠突出，距离在6～15mm为轻度直肠突出，16～30mm为中度，距离≥31mm为重度。

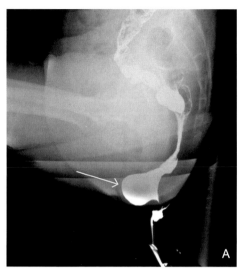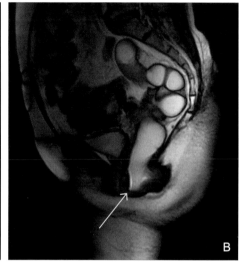

A.女性，52岁，反复排便困难数年（图2-5）；B.女性，56岁，大便次数增多3年。两图均为力排相，箭头所指为突出的直肠前壁。

图2-5 异常排粪造影

（3）直肠内套叠或脱垂：直肠黏膜脱垂指增粗松弛的直肠黏膜脱垂于肛管上部，使该部呈凹陷状。当增粗松弛的直肠黏膜脱垂在直肠内形成环状套叠时即为直肠内套叠。完全性直肠脱垂指直肠黏膜脱出肛门外。图2-6箭头示脱垂的黏膜。

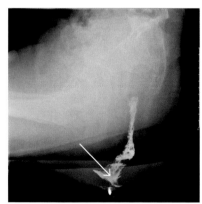

女性，18岁，便秘3年，需用泻药，箭头所指为直肠黏膜脱垂于肛管上部，使该部呈凹陷状；同时该患者还伴有直肠前突、会阴下降。

图2-6 异常排粪造影（力排黏膜相）

（4）会阴下降：肛上距的正常值≤30mm，经产妇肛上距≤35mm，超过上述正常值即为会阴下降。会阴下降极少单独出现，常与直肠前突等伴随发生（图2-6）。

（5）内脏下垂和肠疝：盆腔脏器（如小肠、乙状结肠等）的下缘下垂至耻尾线以下，即为内脏下垂；小肠或乙状结肠进入女性阴道后或男性直肠膀胱窝内，并压迫直肠前壁，即为肠疝。内脏下垂可累及单个或多个盆底腔室，X线排粪造影只能显示直肠（后腔室）的一些异常情况，其作用较局限；MRI排粪造影因其具有极好的软组织对比度和多平面成像功能，是确诊盆腔多腔室脏器下垂的首选检查方法（图2-7）。

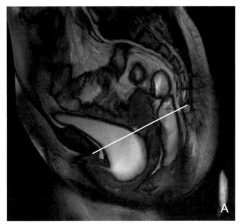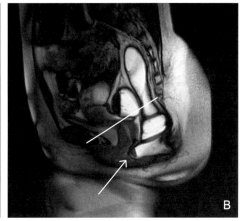

A.女性，55岁，排便费力8年，排便1次/d，伴干硬便；力排相显示内脏下垂，三腔室均累及。B.女性，18岁，便秘3年，需用泻药；力排相显示内脏下垂，三腔室均累及，箭头所指为突出的直肠前壁

图2-7　异常排粪造影

（6）骶直分离：S_3处骶直间距＞20mm，直肠向前下移位。

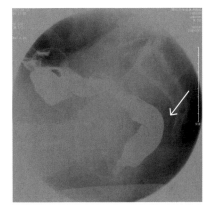

男性，62岁，力排相，箭头所指是增宽的骶直间距。

图2-8　异常排粪造影（力排相）

便秘不是一种疾病，而是由各种原因、多种疾病引起的一种症状，主要分为出口梗阻型便秘、慢传输型便秘、混合型便秘等。临床上常为多种便秘类型合并存在。随着MRI技术的发展，从20世纪90年代开始，动态MRI的应用大幅增多，其对于多种常见的功能性出口梗阻型便秘的诊断优势明显，现已广泛应用于临床。排粪造影可明确部分便秘发生的原因，如直肠前突、盆底肌痉挛等临床可依据病因给予患者个性化的诊治方案。排粪造影不仅适用于便秘患者的病因诊断，还可应用于对直肠癌术后患者肛门控便和排便功能的观察，以及肛瘘、肛周脓肿等肛周疾病的观察。

（马可云）

第二节　盆底表面肌电图临床检查技术

盆底肌肉主要支持膀胱、尿道、子宫、阴道及直肠、肛门等器官，同时参与控制排尿、排便和体位支持等。盆底功能障碍如便秘、直肠脱垂、盆底疼痛等症状的发生与盆底肌肉功能的改变密切相关，盆底肌肉的松弛或过度紧张均可引发相应的盆底功能障碍症状。故对于盆底功能的检查中很重要的一方面就是盆底肌肉功能的检查。既往盆底肌肉功能的检查多采用手法检查，根据手法检查的结果对盆底肌肉收缩能力进行分级，其具有操作简便等优势，目前仍广泛应用于临床。随着精准医学的发展，对于评估结果的量化要求越来越高，盆底肌肉功能的检查需要在手法评估分级的基础上进一步进行量化的、客观地评估。表面肌电图作为一种无创、客观、可量化的评估手段，在评估盆底肌肉活动程度方面的应用越来越多。

一、表面肌电图

（一）表面肌电的介绍

表面肌电（Surface electromyography，sEMG）信号是源于大脑运动皮层控制之下的脊髓运动神经元的生物电活动，为众多外周运动单位电位在时间和空间上的总和。神经肌肉系统在进行随意性和非随意性活动时，其生物电变化经表面电极的引导、放大、显示和记录被获得。在控制良好的条件下，表面肌电信号在一定程度上能够定量反映肌肉活动的局部疲劳程度、肌力水平、肌肉激活模式、运动单位兴奋传导速度、多肌群协调性等肌肉活动和中枢控制特征的变化规律。

表面肌电图出现于20世纪40年代，随着银/氯化银（Ag/AgCl）电极、阴道和直肠表面电极等新型电极的发展，表面肌电的应用领域和范围得到了极大的拓展，目前已广泛应用于肌肉功能的临床研究和分析中，在盆底功能障碍、慢性腰痛、颈椎病、帕金森病和脑卒中等疾病的功能评价中亦被广泛应用。

目前，表面肌电图所采用的常见的电极有针极插入电极、表面干电极、表面湿电极以及盆底插入式表面电极。盆底插入式表面电极类似于体表的表面电极，但需将探头插入阴道或肛门，使电极接触皮肤黏膜以采集肌电信号。目前常用的盆底电极均采用双电极差分放大形式采集肌电信号，但国外已有应用盆底阵列式电极的临床研究。

表面肌电信号并不是在肌肉表面直接检测所得的，而是在皮肤或黏膜表面间接地被检测到，故肌电信号在通过电极被采集的过程中经过了皮肤、脂肪、黏膜等多种介质，这些组织和结构均对表面肌电的信息收集产生一定的影响。通过一些特定的方法，如沿肌肉走行方向放置电极、避免仪器和其他仪器共接、添加耦合剂或润滑剂等可在一定程度上减少信号的干扰。

（二）表面肌电常见分析指标

目前，临床上常用的表面肌电指标有时域指标、频域指标、协调性指标等，非线性指标分析在科研上已取得较大的进步，但临床应用仍较少。

时域分析是将肌电信号看作时间的函数，用来刻画时间序列信号的振幅特征，主要包括积分肌电值、均方根值、平均振幅等，这些指标常用来反映运动单位募集数量的变化，其数值变化通常与肌肉收缩力有关。

目前常用的时域指标肌电值是平均肌电值（Average electromyogram, AEMG），可反映肌肉电信号的强度，该值与参与的运动单位数目及放电频率同步化程度有关。有研究认为，AEMG的改变与运动负荷无关，而与运动单位的大小和肌纤维的密度有关。

频域分析指标是通过对自相关函数做快速傅立叶变换（Fast fourier transform，FFT），根据功率谱密度（Power density spectrum，PDS）确定肌电值中不同频段的信号分布情况。研究发现，随着肌肉运动后疲劳的发生和发展，频域指标中的中位频值会下降。目前常用的频域指标是中位频率值（Median frequency，MF），MF是反映信号频率特征的生物物理指标，频域指标的高低与外周运动单位动作电位的传导速度、参与活动的运动单位类型及其同步化程度有关。

变异系数（Coefficients of variability）是原始数据标准差与原始数据平均数的比值，用于反映数据的离散程度。一般来讲，变异系数越大，则离散程度越大，提示肌肉收缩时越不稳定。在盆底肌持续收缩过程中，多种原因可导致患者出现不同程度的收缩维持能力不稳，故在盆底表面肌电检查过程中，需关注患者的盆底表面肌电变异系数。盆底肌检查过程中，可观察到肌肉收缩开始时表面肌电波幅指标的上升时间（Rise time）和肌肉收缩结束时表面肌电波幅指标的下降时间（Recovery time），肌肉收缩激活时的肌电上升时间和下降时间指标可分别反映肌肉开始收缩时的反应时间以及肌肉收缩结束时的反应时间，这两个指标的变化可以间接地反映肌肉收缩功能。

当待测者皮肤存在伤口未愈合、伤口感染或化脓等情况时，不可进行相应部位的表面肌电检查；同时，若患者存在过多的分泌物，如恶露未尽、痔疮出血等情况时，也不可进行表面肌电检查；患者存在昏迷、痴呆、意识障碍等无法配合测试或患者因某些原因无法完成测试动作的，也无法完成表面肌电图检测。明显的疼痛可导致肌肉过度收缩，从而影响肌电稳定性和肌电波幅大小。此外，确定表面肌电检查方案时，需要进行肌电的标准化设计，只有标准化以后的方案才可以进行个体之间的比较。

二、盆底肌表面肌电检查

自从Kegel等学者提出盆底肌肉训练的重要性以来，盆底肌评估的重要性也随即突显出来。既往的盆底肌肉检查多采用手法肌力检查，对盆底肌肉的收缩能力进行粗略的分级，以评估肌肉的收缩力和肌肉收缩的持续时间。近年来，盆底表面肌电检查能更加客观、量化地对盆底肌肉功能情况进行评估，同时可观察盆底肌肉的激活程度和相应肌肉的耐疲劳性。

（一）Glazer盆底功能评估

盆底功能障碍专家Glazer通过总结前人的经验，并在反复临床验证后提出了沿用至今的经典的Glazer盆底表面肌电评估方案，该方案对盆底肌的表面肌电检查进行了规范。

行盆底肌表面肌电测试前，患者先排空大小便，斜靠在床上。测试者经阴道或肛门插入电极后执行Glazer盆底表面肌电评估方案，方案主要分5个阶段。①第1阶段为前静息阶段：维持盆底肌肉放松1min，以获取盆底肌的原始肌电值并计算表面肌电波幅的平均值和变异性，此阶段的评估主要反映的是静息状态下的肌张力。②第2阶段为快速收缩阶段：测试者嘱受试者进行盆底肌肉的5次快速最大收缩，每两次最大收缩活动之间间隔10s，可获得最大肌肉收缩阶段的表面肌电波幅最大值，此阶段的评估主要反映肌肉收缩的最大爆发力。③第3阶段为连续收缩阶段：测试者嘱受试者进行盆底肌肉的5次快速最大收缩，每次维持10s，每两次最大收缩活动之间间隔10s，可获得在持续10s的最大肌肉收缩阶段的表面肌电波幅平均值和变异性，此阶段的评估主要反映肌肉收缩时爆发力维持的情况，以及肌肉维持收缩过程的稳定性。④第4阶段为耐力收缩阶段：盆底肌肉进行最大收缩，维持1min，通过分析表面肌电数据，可获得在持续10s的最大肌肉收缩阶段的表面肌电波幅平均值和变异性，此阶段的评估主要反映肌肉持续收缩的维持能力，以及肌肉维持收缩过程的稳定性。⑤第5阶段为后静息阶段：维持盆底肌肉放松1min，以获取盆底肌的原始肌电值并计算表面肌电波幅的平均值和变异性，此阶段的评估主要反映经过一系列盆底肌肉收缩活动后盆底肌在静息状态下的肌张力。

也有学者建议，仅在单纯的静息状态和最大随意收缩状态下，采集盆底肌肉表面肌电信号进行盆底肌肉功能的分析，这种方案相对于Glazer盆底表面肌电评估方案虽然更加简便，但评估的内容相对较少，范围相对较窄。这种方法适用于配合程度较差或肌肉功能较差，以及无法完成完整的Glazer盆底功能评估的患者。

（二）肛肠科盆底表面肌电相关研究

盆底表面肌电检查具有成本低、效率高、方便、无创以及易于学习和管理的优势，是盆底肌肉手法检查等评估的有力补充工具。盆底肌表面肌电检查不仅在尿失禁等疾病患者的盆底肌功能评估中具有明显的可重复性和高临床预测效度，近年来，在肛肠科相关盆底疾病的评估中，该检查应用也较多。在与盆底肌肉相关的大便失禁、便秘、盆底疼痛等疾病方面，也有较多盆底肌肉表面肌电检查和治疗方面的研究。有学者研究发现，对于因盆底功能失调导致的便秘，盆底肌电生物反馈的治疗优于常规泻药的治疗。还有研究者对临床应用盆底表面肌电检查对脊髓损伤后患者的盆底功能进行了研究。

有不少学者采用盆底肛门表面肌电检查的方法对盆底肌肉功能进行评估。Deffieux 等学者在2007年发表的文章中评估了尿失禁患者的肛门括约肌激活与咳嗽相关肌群激活的情况，发现尿失禁患者的肛门括约肌激活明显延迟，因此导致了盆底肌肉在没有充分收缩的情况下接受了来自腹腔的巨大压力，使得盆底肌肉更容易受到损伤。

低位直肠癌患者在接受手术治疗时常因手术的需要等原因损伤肛门括约肌而造成肛肠功能障碍。有学者观察了直肠癌患者进行不同手术后肛门括约肌的表面肌电特征，发现肛缘至吻合口的距离越短，在静息状态和最大收缩状态下，表面肌电相关肌电的募集程度越少，提示表面肌电可以作为低位直肠癌术后盆底功能障碍患者肌肉功能评估的量化指标。

（三）常见正常和异常情况分析

目前，盆底肌表面肌电检查采用的Glazer盆底表面肌电评估方案常设置正常对照模型，与模型进行对比，可简单地判断受试者是否存在盆底肌肉功能失调或盆底肌功能下降。不同仪器的模型存在一定的差异，正常对照值有一定的变化，但总体的评估理念是一致的。图2-9显示的是一个正常人的盆底肌评估图形。

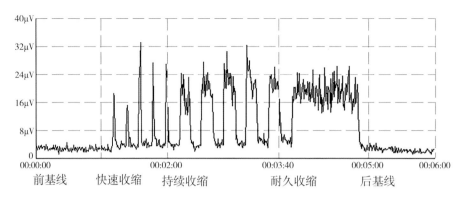

前2个肌肉爆发力收缩动作时肌电波幅指标明显下降，这是患者未能及时准确理解收缩指令所致，但最终报告结果提示肌电波幅最大值仍在正常范围内。

图2-9 正常人的Glazer盆底肌电评估图形（第2阶段）

Glazer评估总共分为5个阶段，其中每一个阶段都可能出现肌电的异常，而每一个异常均为一种特殊类型的表现。第1阶段和第5阶段基线值过高，常提示盆底肌肉的基础张力过高或可能存在肌肉过度活跃的情况。当患者过度紧张时，可引起基础张力过高；当患者存在盆底疼痛、便秘等情况时，也可出现盆底肌肉的过度紧张。第2阶段为快速收缩阶段，表面肌电波幅指标的最大值过小，提示患者最大肌力下降，盆底肌肉的爆发力不足。当出现肌力下降时，正常的高尖波形可变为峰值不高的双峰波形。放松时间异常，提示可能存在肌肉过度活跃。第3阶段主要判断患者维持一定时间收缩的能力，患者爆发力不足时可出现表面肌电波形的平台期消失。当盆底肌肉维持收缩的能力下降时，肌肉收缩时表面肌电波幅指标的最大值较正常值明显减小；而变异系数的增大常提示患者在整体收缩的过程中维持稳定收缩的能力下降。第4阶段主要判断患者耐力收缩的能力，患者肌肉收缩耐力下降时，可出现表面肌电波幅指标的平均值较正常值明显减小；如收缩过程中肌肉收缩不稳定，也可出现变异系数明显增大。

（四）正常参考值

由于国内人群与国外人群的肌纤维组成比例和肌肉收缩质量存在明显的差异，故国外的正常参考模型对于国内人群的参考意义相对较小。目前已有针对国内人群进行的研究，提出了适合国内人群的Glazer盆底肌肉评估方案的正常参考值范围（表2-1和表2-2）。

表2-1 无症状人群盆底表面肌电正常值范围

检测阶段	检测指标	性别	正常值范围
前基线	波幅（μV）	男	3.82±1.91
		女	3.90±1.99
	变异系数	男	0.20±0.08
		女	0.21±0.08
快速收缩	收缩反应时间（s）	男	1.96±0.37
		女	1.97±0.39
	最大收缩波幅（μV）	男	81.99±35.47
		女	53.95±20.66
持续收缩	收缩波幅（μV）	男	36.01±20.05
		女	24.36±9.99
	变异系数	男	0.33±0.10
		女	0.34±0.12
	中位频率（Hz）	男	87.60±8.68
		女	83.89±10.98
耐久收缩	收缩波幅（μV）	男	27.22±15.54
		女	20.54±8.31
	变异系数	男	0.29±0.11
		女	0.31±0.11
	中位频率（Hz）	男	89.17±11.28
		女	84.81±12.17
后基线	波幅（μV）	男	4.04±2.03
		女	3.93±2.34
	变异系数	男	0.27±0.12
		女	0.21±0.07

（引自：薛雅红，丁曙晴，丁义江，等. 无症状人群盆底表面肌电的研究及其临床意义[J]. 临床外科杂志，2012, 20(10): 697-699.）

表2-2　不同年龄段无症状人群盆底表面肌电正常值范围

检测阶段	检测指标	21～30岁 （68例）	31～40岁 （10例）	41～50岁 （12例）	51～60岁 （26例）
前基线	波幅（μV）	3.65±1.96	4.59±1.96	3.57±1.94	4.28±1.88
	变异系数	0.19±0.06	0.18±0.03	0.24±0.15	0.23±0.10
快速收缩	收缩反应时间（s）	1.94±0.38	1.62±0.42	2.09±0.27	2.11±0.31
	最大收缩波幅（μV）	67.46±30.25	84.20±35.05	59.54±32.22	55.07±26.91
持续收缩	收缩波幅（μV）	30.46±16.41	39.41±15.96	23.21±13.40	24.22±13.48
	变异系数	0.31±0.11	0.27±0.05	0.39±0.10	0.40±0.11
	中位频率（Hz）	85.33±10.86	84.8±27.99	85.90±9.64	85.53±10.08
耐久收缩	收缩波幅（μV）	23.17±11.63	30.94±9.48	20.51±13.16	21.75±13.47
	变异系数	0.27±0.09	0.25±0.07	0.35±0.07	0.38±0.12
	中位频率（Hz）	86.25±11.39	87.80±11.91	90.09±16.43	85.38±11.51
后基线	波幅（μV）	4.08±2.29	4.84±2.29	2.75±1.45	3.93±2.14
	变异系数	0.22±0.15	0.30±0.28	0.24±0.08	0.22±0.12

（引自：薛雅红，丁曙晴，丁义江，等. 无症状人群盆底表面肌电的研究及其临床意义[J].
临床外科杂志，2012, 20(10): 697-699.1）

三、总　结

　　表面肌电信号具有易受影响、个体之间差异较大等特征。目前在表面肌电的相关研究中，试验方案的设计普遍未考虑对表面肌电指标进行标准化，故表面肌电领域的研究尚缺乏强有力的临床医学证据。但对盆底表面肌电评估的临床经验和实际操作的总结可以让研究者及医生更好地理解盆底肌肉的病理生理变化情况，有助于疾病的诊断和治疗方法的选择。

　　目前，临床上定义受试者盆底肌肌电检查是否异常的标准尚不明确，仍然需要更大样本量的研究。中国人群的盆底肌纤维组成比例以及肌纤维的质量与外国人群存在明显差异，同时，研究者需根据年龄和性别对人群进行分层，建立不同人群正常模型和异常标准，这对于盆底疾病的评估和诊断的标准化具有重要的意义。

　　以阵列肌电图和阵列压力测试为代表的新技术，经过不断的发展和临床应用，可进一步拓展表面肌电在盆底检查中的应用广度和深度。相对于传统的单电极表面肌电数据采集和分析模型而言，阵列肌电图可提供更完善的盆底肌肉表面肌电评估解决方案。肌电指标的进一步研究也可让我们更好地探讨盆底肌肉的功能状态和病理变化。

（吴方超）

第三节　肛门直肠测压

肛门直肠测压（Anorectal manometry，ARM）是将压力测定装置置入直肠内，通过装置感受器的压力变化来量化评估肛门内外括约肌、盆底、直肠的功能及其之间的协调情况的一种安全、简便、无创、客观的检测技术。该检测为研究肛门直肠疾病和排便异常提供了病理生理依据（Paula D，2008），对诊断功能性排便障碍、大便失禁和先天性巨结肠等疾病具有重要的临床意义。

一、发展概况

肛门直肠测压技术已有一百多年的历史，早在1877年，Gowers通过试验发现了直肠扩张后能引起肛管反射松弛的现象，这被认为是肛门直肠测压技术的最早应用（Cook TA，1998）；1948年，Gaoton通过测定人肛管内不同部位的压力，得出结论：肛门内外括约肌的压力变化与直肠内压力变化有着密切关系，二者是具有连续性的反射活动；1967年，Schnaufer和Lawson先后应用肛门直肠测压技术发现先天性巨结肠患儿的直肠肛门抑制反射消失，确认该技术在小儿生天性巨结肠的诊断中有较高的特异性，并以直肠肛门抑制反射消失作为诊断小儿先天性巨结肠的一项重要检测指标。20世纪80年代初，国内学者引进国外的肛门直肠测压技术，将该技术应用于临床，随后该技术不断发展，成为小儿外科和肛肠外科诊断疾病的重要检测手段。

二、仪器装置和工作原理

肛门直肠测压检测装置包括两部分：压力感受系统和记录系统。早期装置采用多导生理记录仪，只能粗略地了解直肠肛管的压力变化；近年来，随着仪器设备的不断更新和完善，已出现高分辨率、多通道的肛肠动力检测仪。压力感受器系统就是用探头感受直肠肛管的压力，通过导管将所感受到的压力及其变化经压力换能器转变为电信号，然后传输给计算机和记录装置，显示或打印出直肠肛管压力图形。

三、测压系统分类

根据测压导管与压力换能器之间的位置不同，可分以下三类。

（一）气囊法

气囊法（封闭式）又分双囊法和三囊法。顶端气囊为直肠充气球囊，用于引起直肠肛管的抑制反射；下端为肛管气囊，用于肛管压力的测定。通过肛管、直肠收缩压迫气囊产生压力变化，从而可了解直肠肛管的运动情况。该方法操作简单，无痛苦，压力参数容易获得，但精确度和敏感性较差，易受人为因素的影响。

（二）灌注法

灌注法，又称开放灌流式法或开管法，是以液体作为压力传导介质，末端开放低频率、低顺应性的灌注系统。该系统以恒定流速将液体注入，并通过三通开关分别与测压导管（如图2-10）和压力感受器相通；测压导管多由8根单腔乙烯导管（内径为0.8～1.6mm）黏合而成，表面有多个相距5mm错列式排列的感受孔，导管束可分接多个换能器，可同时测量直肠肛管不同平面或同一平面不同象限的压力值。该法精确性和灵敏度好，目前在临床上应用最为广泛。

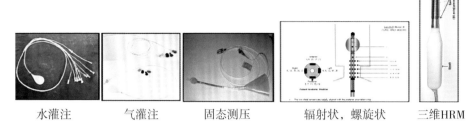

| 水灌注 | 气灌注 | 固态测压 | 辐射状，螺旋状 | 三维HRM |

图 2-10　测压导管

（三）直接感受器法

直接感受器法是直接将直径为2mm的微型传感器固定在探头上进行测压的方法，该法可直接感受肛管的压力，不需要经过任何转换系统，测得的压力指标更为准确。但由于不能在一个探头的同一平面上安装多个传感器，所以无法测量肛管或直肠横径上不同点的压力。此外，微型传感器因工艺要求严格，具有价格昂贵、易损坏等特点，国内尚未广泛应用。

四、操作方法

（1）静止测压法（Stationary technique）：插入导管后，保持固定位置记录括约肌压力。

（2）间歇牵拉法（Stationary pull-through technique）：插入导管后，间隔一定时间牵拉0.5～1.0cm，压力平稳后记录所测得的最大压力值。

（3）持续牵拉法（Pull-through technique）：包括快速牵拉（Rapid pull-through）和缓慢牵拉（Slow pull-through），插入导管后，以一定速度（1～5mm/s）持续牵拉测压导管。

由于肛管不同部位压力不同，间歇牵拉法可更好地了解整段肛管的压力，而静止测压法操作简单。多项研究表明，以上3种方法所测压力值存在统计学差异，但均与肛管压力相关性良好，可应用于临床。

五、测压步骤

（一）直肠指诊

患者取左侧屈膝卧位，进行直肠指诊（见图 2-11）。嘱患者收缩、放松肛门，模拟排便，检查者感受患者会阴、肛门内外括约肌、直肠运动功能及协调性，该步骤有助于肛门直肠测压的结果分析。

（二）插　管

用润滑胶润滑导管，按正确方向插管（带有黑色标志线的侧孔对向受试者的背部后正中），检查前插管适应 10min。

（三）调整基线

插管 15cm，描记静息时直肠压力曲线，以此作为基线。

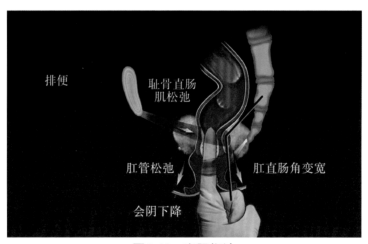

排便

耻骨直肠肌松弛

肛管松弛

肛直肠角变宽

会阴下降

图 2-11　直肠指诊

（四）肛门括约肌静息压

采用定点牵拉法（每次牵拉 0.5cm），每隔 20s 牵拉一次至高压带部分，分别记录初始达到高压带的导管位置和牵拉离开高压带的导管位置，以明确高压带的长度，描记每个侧孔高压带的压力值，将最高点压力作为最大静息压。

（五）用力缩肛

将导管远端侧孔置于直肠（气囊位于直肠内），其余部分放置于高压带部分。嘱患者用最大力气尽快收缩肛门并用力保持，共反复3次，每次间隔2min（充分休息后），记录到达压力最高点的时限和缩肛持续的时限。

（六）用力排便

嘱患者做用力排便动作，共做3次，每次间隔2min，观察直肠和括约肌压力的变化情况。

（七）肛门直肠抑制反射

按每次10mL梯度向气囊内快速注气（在1～2s内完成），然后快速抽出气体（在3～5s内完成）。梯度顺序为10mL、20mL、30mL、40mL、50mL，记录患者感觉，同时观察肛门直肠抑制反射（Rectoanal inhibitory reflex，RAIR）。RAIR表现为注气后直肠扩张1～3s后，肛管压力一过性下降，随后逐渐恢复至基线水平，正常RAIR如图2-12所示。

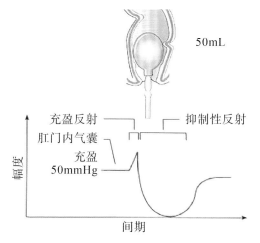

（引自：Robinson, Malcolm, Lee E. smith, et al. Practical guide to anorectal testing[J]. Gastrointestinal Endoscopy, 1991, 37(6): 657-658.）

图2-12　直肠气囊充盈引出的正常RAIR

（八）感觉阈值

通过向气囊内缓慢注气，直至患者出现排便初始感觉、便意感和最大耐受觉，记录相应的阈值。注气超过300mL时，需停止注气。

六、测定指标及临床意义

（一）括约肌压力

（1）括约肌静息压（Resting sphincter pressure）：是指静息状态下括约肌最大压力与直肠内压力之差。通常，正常人肛管的平均静息压为50～70mmHg（1mmHg≈0.133kpa），女性和老年人压力略偏低。肛管最大静息压是由肛门内括约肌（Internal anal sphincter muscles，IAS）、肛门外括约肌（External anal sphincter muscles，EAS）及肛周痔静脉丛（Hemorrhoids plexus）共同作用而形成的。IAS为平滑肌，肛门静息压中的55%～60%由IAS持续收缩形成。肛门静息压的存在可以防止稀便和肠腔内气体在非排便状态下从直肠肛门溢出。EAS为横纹肌，具有括约肌功能，主动收缩时可使肛管内压力增加2～3倍，对粪便的节制也有一定作用。当直肠扩张到一定程度的，可抑制EAS的收缩，若EAS收缩乏力，可能导致大便失禁。有研究发现，若肛门静息压升高，可行括约肌切开术，而肛门静息压偏低者则无需考虑手术治疗。部分肛门直肠疼痛患者的括约肌静息压升高，经生物反馈治疗，疼痛缓解后压力也可恢复正常。无症状健康人的括约肌静息压升高无明确的临床意义；而平滑肌或骨骼肌痉挛可引起肛门括约肌静息压升高，多数肛裂患者和部分肛门直肠痛的患者也存在括约肌静息压升高；括约肌静息压降低对于大便失禁的诊断意义较大。

（2）肛管高压带（High pressure zone）：指肛管内压力为最大静息压50%以上时的肛管长度，男性通常长于女性，女性平均长度为2～3cm，男性平均长度为2.5～3.5cm。肛管高压带缩短见于术后和创伤后患者，但临床意义尚不明确。

（3）最大缩榨压（Maximum squeeze pressure）：指用力紧缩肛门括约肌时的最大压力与直肠内压之差。该压力主要来自肛门外括约肌和耻骨直肠肌收缩，通常可达100～180mmHg，最长持续45～50s。需要抑制排便时，人体可主动收缩肛门外括约肌；直肠扩张、腹压增加和改变体位时也可出现反射性收缩。部分慢性盆腔痛患者最大缩榨压升高，而大便失禁患者最大缩榨压低于正常值。

（4）括约肌基础静息压松弛率：在正常情况下，用力排便时耻骨直肠肌和肛门括约肌松弛，括约肌基础静息压松弛率应≥20%。用力排便时松弛率<20%、不松弛，甚至松弛率升高等现象均提示存在不协调性排便。

（二）用力排便时直肠内压

排便过程包括腹压增加、直肠内压升高、会阴下降和肛门松弛，最终粪便排出。在测压时嘱被检查者用力排便，间隔30s后重复此动作。

通常在用力排便时直肠内压升高≥45mmHg，才能推进直肠内粪便并克服肛管松弛后的残余压将粪便排出。若直肠内压<45mmHg，则提示直肠推进不足。结合排便时直肠内压和肛门括约肌松弛的情况，可判断功能性排便障碍的类型。

（三）肛门直肠抑制反射

PAIR是指由直肠小幅扩张所引起的肛门外括约肌一过性收缩后肛门内括约肌舒张的反射过程，测压时表现为直肠扩张后经过短暂的时间间隔，肛管压力曲线由基线水平出现短暂的小幅上升，随即出现较长时间的大幅下降，然后缓慢恢复至基线水平，这就是一个完整的RAIR。其下降幅度和持续时间与直肠扩张充气量有关，与扩张时间无关，RAIR可用于检测肌间神经丛的完整性。检查时，向气囊快速充气，通常20～40mL气体即可引出，缺乏该反射的患者充气至250mL时仍无反应。先天性巨结肠患者缺乏RAIR；肛门括约肌本身异常、肛门外括约肌强直收缩以及直肠缺血、神经系统病变、马尾受损等，均可引起肛门内括约肌松弛不完全，导致RAIR消失；系统性硬化患者肛门外括约肌收缩正常，但缺乏肛门内括约肌舒张功能。

（四）咳嗽反射

咳嗽反射（Cough reflex）是指腹腔压力增高时，肛门外括约肌反射性收缩，防止粪便溢出。该反射中枢位于骶丛。患者咳嗽时，肛门括约肌收缩力增强，且肛管内压力高于腹腔压力，括约肌收缩持续时间长于腹腔压力达峰时间。

若肛门收缩正常，但咳嗽反射异常，则提示脊髓骶丛或阴部神经丛损伤，患者可能有压力性大便失禁。若患者脊髓损伤部位在骶丛以上，虽然咳嗽反射仍存在，但患者的肛门括约肌收缩力减小甚至不能自主收缩。无症状受试者咳嗽反射多为假阳性或亚临床改变，无明确意义。

（五）球囊逼出试验

球囊逼出试验（Balloon expulsion test）检查时，先将球囊置入受试者直肠，然后向球囊内注入50～60mL温水，再让受试者取坐位，努力做排便动作排出球囊。正常人可在60s内将充满温水的球囊排出而腹压增加不超过60mmHg。此检查可用于初筛患者是否存在不协调排便。

（六）直肠顺应性

顺应性指单位时间内压力容积的变化。直肠顺应性（Rectal compliance）是在外界条件不允许排便时直肠对其内容物增加的一种适应，该特性可保持较低的直肠内压。直肠最大顺应性的正常值范围是30～60mL/kPa。正常情况下，直肠容量与直肠内压呈非线性关系，即容量明显增加而压力变化轻微。直肠顺应性的检查注意事项：①检查时，被检者取侧卧位或仰卧位，这可减少腹内压对检查结果的影响；②每次增加压力需维持数秒，以使直肠达到稳态；③直肠顺应性可影响直肠容积，如巨结肠患者、甘油灌肠时直肠顺应性增加，而直肠肌肉强直收缩、容积减少时，直肠顺应性下降；④正常的直肠顺应性依靠完整的肠神经系统和肠道肌肉维持，某些疾病如溃疡性结肠炎、缺血性肠病、先天性巨结肠和放射性肠炎等可导致患者直肠顺应性下降，而大便失禁可能与直肠顺应性下降有关。

（七）直肠感觉功能

直肠感觉功能（Sensory threshold）可通过球囊扩张试验进行评估。将球囊置入受试者直肠后，以10m/s的速度充气，当受试者刚出现直肠胀满感，且该感觉迅速消失时即为最初感觉阈值（正常值为10～30mL）；然后继续充气，期间若明显排便感觉存在持续15s以上即为达到便意感（Desire to defecate），至不能耐受时即为达最大耐受量（Maximal tolerable volume），此时立即停止充气。如果充气至350mL患者仍无不适或无便意，亦需终止检查。持续便意感阈值＞150mL，表明敏感性降低；持续便意感阈值＜80mL表明敏感性升高。直肠最大耐受量＞350mL，提示敏感性降低；直肠最大耐受量＜200mL，提示敏感性增高。部分便秘患者直肠感觉阈值升高，若感觉阈值下降，则提示存在大便失禁或肠易激综合征的可能。

七、研究进展

近年，单导便携式测压系统已应用于临床，其操作简单，价格便宜，重复性好，测压结果与常规方法有良好的相关性。但研究显示，单导便携式测压所得的静息压、缩榨压及咳嗽反射时最大压力均低于常规测压结果，可能与其传感器对压力变化的敏感性较低有关。

高分辨压力测定仪（High resolution manometry）是目前临床中一种新的固态测压仪器，其测压导管上分布着256个传感器，测压结果以动态颜色表示不同压力值，颜色越暖数值越高，颜色越冷压力值越低（如图2-13）。计算机整合数据可动态观察肛管各个方向的压力变化，同时可绘制肛管三维动态压力图，此法与传统测压结果相关性较好。有研究将高分辨测压与球囊逼出试验相结合，应用主成分分析法将女性慢性便秘患者分为3种表型：高肛门压力型、低直肠压力型和混合型。

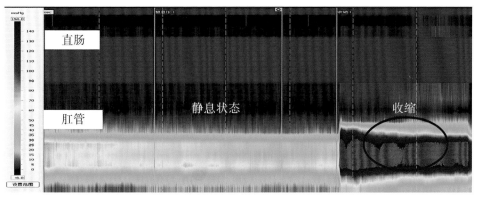

图2-13 高分辨测压仪显示肛管最大收缩压

八、临床应用

各种原因导致的肛门括约肌和盆底肌功能障碍、损伤，直肠顺应性下降和感觉异常引起的肛门直肠运动感觉功能障碍，都可通过测压来协助诊断。

（一）大便失禁

大便失禁（Fecal incontinence）是指4岁以上患者反复出现无法控制的排便，时间至少1个月。大便失禁者可能存在多种形式的肛门直肠功能异常，推荐将肛门直肠测压作为大便失禁患者的首选检查方法。肛门最大静息压和缩榨压下降，提示肛门内外括约肌功能受损，其高压带多数较短；直肠感觉阈值可正常、升高或下降。直肠感觉过敏、容积减小与患者急迫感有关；部分患者的直肠对粪便感知能力下降，导致粪便在括约肌收缩前溢出，造成大便失禁。

通过肛门直肠测压辅助生物反馈可有效改善排便时腹盆肌肉的协调性并可提高直肠敏感性。治疗前先进行肛门直肠测压评估，若直肠对球囊扩张不敏感，则生物反馈治疗的疗效可能较差。盆底肌功能锻炼也可改善大便失禁的症状，但对常规药物、疾病教育及行为治疗均无效的患者，生物反馈治疗较单独盆底肌训练更为有效。

（二）慢性便秘

根据排便时肛门直肠测压结果可将功能性排便障碍分为3型。Ⅰ型：排便时直肠推进正常（直肠排便压＞45mmHg），肛门括约肌收缩，即患者排便时直肠和肛门括约肌同时收缩，使直肠-肛管压力梯度低于正常，导致排便费力。此型患者需重建排便时的盆底肌协调性，生物反馈训练是一种有效的治疗方法。Ⅱ型：排便时推力不足（直肠排便压＜45mmHg），同时伴有肛门括约肌收缩或松弛不全（肛管静息压下降＜20%）。即患者排便时，直肠内压升高不足且肛门括约肌松弛不全，使压力梯度不足，导致排便困难。此型患者除需生物反馈训练外，还需做提肛训练以增强静息时肛门括约肌压力。Ⅲ型：患者排便时直肠推进力正常（直肠排便压＞45mmHg），但肛门括约肌不能松弛或松弛不全（肛管静息压下降＜20%）。该型除生物反馈治疗外，应增加腹肌训练。

功能性排便障碍和功能性便秘患者的直肠初始感觉、持续便意感、最大耐受量均明显升高，提示直肠敏感性降低，这可能与患者缺乏便意有关。

（三）生物反馈

生物反馈（Biofeedback）是应用肌电图、测压装置或直肠内球囊扩张等方法检测患者排便过程，并将相关信息通过视觉、听觉或语言等手段反馈给患者，指导患者有意识地控制排便的一种治疗方法。回顾大量研究发现，生物反馈治疗疗效优于其他非生物反馈治疗，如假反馈治疗、标准治疗（饮食、运动、泻剂）、单用泻剂等。经生物反馈治疗后患者更易纠正不协调排便动作，治疗后球囊逼出时间和结肠通过时间明显缩短，排便次数增加，排便费力、不尽感及肛门堵塞等症状有较大缓解。治疗后患者可持续较长时间（1～2年）保持正常排便习惯。通过肛门直肠测压可初步了解患者肛门直肠动力和感觉变化，从而有助于对肛门直肠疾病患者采取更具针对性的诊疗措施。

（赵　岚）

参考文献

Azpiroz F, Enck P, Whitehead WE. Anorectal functional testing: review of collective experience[J]. Am J Gastroenterol, 2002, 97(2): 232-240.

Bharucha AE, Fletcher JG, Harper CM, et al. Relationship between symptoms and disordered continence mechanisms in women with idiopathic fecal incontinence[J]. Gut, 2005, 54(4): 546-555.

Bharucha AE. Management of fecal incontinence[J]. Gastroenterol Hepatol, 2008, 4(11): 807-817.

Bleijenberg G, Kuijpers H. Treatment of the spastic pelvic floor syndrome with biofeedback[J] Dis Colon Rectum, 1987, 30(2): 108-111.

Bollard RC, Gardiner A, Duthie GS. Outpatient hand held manometry: comparision of techniques[J]. Colorectal Disease, 2001, 3(1): 13-16.

Cerdan Fj, Ruiz De Leon A, Azpiroz F, et al. Anal sphincteric pressure in fissure-in-ano before and after lateral internal sphincterotomy[J]. Dis Colon Rectum, 1982, 25(3): 198-201.

Cescon C, Riva D, Začesta V, et al. Effect of vaginal delivery on the external anal sphincter muscle innervation pattern evaluated by multichannel surface EMG: results of the multicentre study TASI-2[J]. International Urogynecology Journal, 2014, 25(11): 1491-1499.

Chiarioni G, Whitehead WE, Pezza V, et al. Biofeedback is superior to laxatives for normal transit constipation due to pelvic floor dyssynergia[J]. Gastroenterology, 2006, 130(3): 657-664.

Cook TA, Mortensen NJ. Management of fecal incontinence following obstetric injury[J]. Br J Surg, 1998, 85(3): 293-299.

Deffieux X, Hubeaux K, Porcher R, et al. External intercostal muscles and external anal sphincter electromyographic activity during coughing[J]. International Urogynecology Journal & Pelvic Floor Dysfunction, 2008, 19(4): 521-524.

Diamant NE, Kamm MA, Wald A, et al. AGA Technical review on anorectal testing techniques[J]. Gastroenterology, 1999, 116(3): 735-760.

Glazer HI, Romanzi L, Polaneczky M. Pelvic floor muscle surface electromyography. Reliability and clinical predictive validity[J]. Journal of Reproductive Medicine, 1999, 44(9): 779-782.

Grazia T, Bitti, Giovanni M, et al. Pelvic floor failure: MR imaging evaluation of anatomic and functional abnormalities[J]. Radio Graphics, 2014, 34(1): 429-448.

Grimaud JC, Bouvier M, Naudy B, et al. Manometric and radioligic investigations and biofeedback treatment of chronic idiopathic and pain[J]. Dis Colon Rectum, 1991, 34(8): 690-695.

Hee LT, Bharucha AE. How to perform and interpret a high-resolution anorectal manometry test[J]. Journal of Neurogastroenterology & Motility , 2016, 22 (1): 46-59.

Jorge JM, Wexner SD. Anorectal manometry: techniques and clinical applications[J]. Southern Medical Journal, 1993, 86(6): 924-931.

Kairaluoma MV, Kellokumpu IH. Epidemiologic aspects of complete rectal prolapse[J]. Scandinavian Journal of Surgery , 2005, 94(3): 207-210.

Kegel AH. Progressive resistance exercise in the functional restoration of the perineal muscles[J]. American Journal of Obstetrics & Gynecology, 1948, 56(2): 238-248.

Koh CE, Young CJ, Young JM, et al. Systematic review of randomized controlled trials of the effectiveness of biofeedback for pelvic floor dysfunction[J]. Br J Surg, 2008, 95(9): 1079-1087.

Krieger JN, Riley DE, Cheah PY, et al. Epidemiology of prostatitis: new evidence for a world-wide problem[J]. World Journal of Urology, 2003, 21(2): 70-74.

Laura García Del Salto, Jaime De Miguel Criado, Luis Felipe Aguilera Del Hoyo, et al. MR imaging-based assessment of the female pelvic floor[J]. Radio Graphics , 2014, 34(5): 1417-1439.

Mathias SD, Kuppermann M, Liberman RF, et al. Chronic pelvic pain: prevalence, health-related quality of life, and economic correlates[J]. Obstetrics & Gynecology, 1996, 87(3): 321-327.

Meunier PD, Gallavardin D. Anorectal manometry: the state of art[J]. Dig Dis, 1993, 11(4): 252-264.

Nelson R, Norton N, Cautley E, et al. Community-based prevalence of anal incontinence[J]. JAMA, 1995, 274(7): 559-561.

Paula D, Dana RS. Anorectal physiologic evaluation of constipation[J]. Clin Colon Rectal Surg, 2008, 21(2): 141-121.

Peng Y, He J, Khavari R, et al. Pd24-03 identification of innervation zones of the pelvic floor muscle from noninvasive high-density intra-vaginal/rectal surface emg recordings[J]. Journal of Urology, 2015, 193(4): e487.

Prott G, Hansen R, Badcock C, et al. What is the optimum methodology for the clinical measurement of resting anal sphincter pressure? [J]. Neurogastroenterol Motil, 2005, 17(4): 595-599.

Rao SS, Azpiroz F, Diamant N, et al. Minimum standards of anorectal manometry[J]. Neurogastronenterol Mot, 2002, 14(5): 553-559.

Rao SS, Seaton K, Miller M, et al. Randomized controlled trials of biofeedback. , sham feedback, and standard therapy for dyssynergic defecation[J]. Clin Gastroenterol Hepatol, 2007, 5(5): 331-338.

Sałówka J, Nowakowski M, Wałega P, et al. Influence of extent of rectal resection on superficial electromyography of the external anal sphincter in patients with rectal cancer[J]. Proktologia, 2008, 9(3): 237-253.

Simpson RR, Kennedy ML, Nguyen MH, et al. Anorectal manometry: a comparision of techniques[J]. Dis Colon Rectum, 2006, 49(7): 1033-1038.

Sun WM, Read NW, Miner PB. Relation between rectal sensation and function in normal subjects and patients with fecal incontinence[J]. Gut, 1990, 31(9): 1056-1061.

Van OM, Pelckmans P. Biofeedback is superior to laxatives for normal transit constipation due to pelvic floor dyssynergia[J]. Gastroenterology, 2006, 130(3): 333-334.

Whitehead WE, Wald A, Norton NJ. Treatment options for fecal incontinence[J]. Dis Colon Rectum, 2001, 44(2): 131-142.

Yun P, He J, Khavari R, et al. Functional mapping of the pelvic floor and sphincter muscles from high-density surface EMG recordings[J]. International Urogynecology Journal, 2016, 27(11): 1-8.

丛芳，李建军，周红俊，等．Glazer盆底表面肌电评估方案在脊髓损伤患者中的应用[J]．中华物理医学与康复杂志，2012, 34(3): 201-205．

德罗斯曼．罗马Ⅲ—功能性胃肠病[M]．3版．北京：科学出版社，2008．

卢任华．排粪造影的检查方法和正常测量[J]．第二军医大学学报，1990，11(3): 244．

卢任华．盆底痉挛综合征的X线诊断[J]．中华医学杂志，1990, 70(5): 268-270．

王怀经．局部解剖学[M]．北京：高等教育出版社，2004．

王健，金德闻．康复医学领域的表面肌电应用研究[J]．中国康复医学杂志，2006, 21(1): 6-7．

王智凤，柯美云，孙晓红，等．功能性便秘患者肛门直肠动力学和感觉功能测定及临床意义

[J]. 中华消化杂志，2004，24(9): 137-140.

薛雅红，丁曙晴，丁义江，等. 受试者工作曲线评价盆底表面肌电对功能性肛门直肠痛的诊断价值[J]. 世界华人消化杂志，2014(10): 1471-1474.

尹淑慧，赵克. 直肠肛门抑制反射研究进展[J]. 中华胃肠外科杂志，2015，18 (12): 1284-1288.

章士正. 消化系统影像诊断与临床[M]. 北京：人民军医出版社，2008.

第三章
肛肠科相关盆底功能障碍性疾病的诊断与治疗

盆底功能障碍性疾病是指由于盆底支持结构缺陷而导致盆腔脏器脱垂或盆腔脏器功能障碍的疾病。功能障碍可能只局限于单一的器官，但更常见的是涉及多个器官的功能障碍，包括泌尿系统、生殖系统的器官和肛管、直肠等，在此我们只讨论涉及肛管、直肠的盆底疾病。

第一节 盆底功能障碍的临床表现

盆底功能障碍的患者可能会有一种或多种症状，几乎囊括了泌尿、生殖及肛管、直肠系统的所有常见症状，包括疼痛、排尿（便）困难、里急后重、脏器突出等。为便于临床评估，可将症状分为以下几种类型。

一、直肠肛门功能障碍

包括便秘、大便失禁、虚假便意、直肠感觉降低、直肠脱垂、肛周刺激及排便受阻等。

（一）便 秘

便秘是最为常见的直肠肛门功能障碍，通常对于便秘的定义是排便少于3次/周，但便秘的原因往往不明确，部分患者的粪便难以到达直肠（慢传输型便秘）；另一部分患者表现为难以排便，经常需要在排便时长时间用力甚至需要人为的手法帮助排便（出口梗阻型便秘），此外还有部分患者表现为以上两种类型共存的便秘。因此对于便秘患者的病史采集需详细，其中直肠前突、直肠脱出等均可表现出不同程度的便秘。

（二）大便失禁

大便失禁是指4岁以上的患者反复出现无法控制的排便，时间至少1个月。对大便失禁患者病史的采集应包括大便失禁出现的频率、与粪便硬度的关系、是否伴有腹泻等症状及既往手术史，尤其是肛瘘或产科的手术史等。大便失禁可见于会阴下降综合征、直肠脱垂、直肠阴道瘘等疾病。

（三）虚假便意

虚假便意是指以病态的排泄代替正常的排便行为，包括紧迫感和频繁发作。直肠脱垂、直肠溃疡或直肠前突有时会引起虚假便意。

（四）完全性直肠脱垂

完全性直肠脱垂是指直肠全层套叠突出至肛管外，需要与肛管黏膜脱垂、直肠前壁黏膜脱垂和混合痔相鉴别。

二、盆腔疼痛综合征

盆底功能障碍引起的盆腔疼痛的病因往往不是很明确，病理生理机制不是很清楚，因此也称为特发性肛周疼痛或是功能性疼痛综合征。盆腔疼痛综合征包括慢性肛周疼痛、痉挛性肛周疼痛、尾骨痛、阴部神经痛和Alcock管综合征等。

（一）慢性肛周疼痛

慢性肛周疼痛也称为肛提肌综合征、肛提肌痉挛、耻骨直肠肌综合征、梨状肌综合征或盆底张力性肌痛。这种疼痛通常表现为钝痛或直肠内高压感，在卧位或坐位时感觉明显，疼痛可能持续几个小时甚至几天，女性发病率较男性高。

（二）痉挛性肛周疼痛

痉挛性肛周疼痛为肛管直肠部突发的剧烈疼痛，发作时间持续几秒至几分钟，随后完全消失。

（三）尾骨痛

尾骨痛包括尾骨及其周围肌肉、韧带等软组织的疼痛，在坐位或持续的站立、弯曲或负重时疼痛加剧。多数与外伤、不良坐姿导致骶尾部和尾骨关节发生骨关节炎有关。

（四）阴部神经痛

阴部神经痛，又称Alcock综合征，为表现为持续的、局部的肛管直肠和肛周的疼痛，具体描述为近几个月剧烈的跳动和烧灼感，可以蔓延到骶骨、大腿后方、骨盆和腹部，站立位或卧位可以减轻症状。

三、盆腔脏器脱垂

盆腔脏器脱垂（Pelvic organ prolapse，POP）是一类由各种原因导致的盆底支持组织薄弱，造成盆腔器官下降移位，从而引发器官的位置及功能异常的疾病总称。该病以外阴部块物脱出为主要症状，伴或不伴有排尿、排便异常，外阴部出血、炎症等。

四、泌尿系统功能障碍

（一）尿失禁

尿失禁可能与压力、姿势、外界刺激或是无节制的性生活有关。这些情况可能单独出现或组合出现。

（二）膀胱潴留/感觉综合征

膀胱潴留/感觉综合征表现为日间尿频、夜尿、尿急、膀胱过度活动综合征，膀胱感觉增强、膀胱感觉减退或膀胱感觉丧失均有可能发生。

（三）排尿综合征

患者可出现排尿踌躇，尿液流速低，间断性，尿分叉，伴有排尿不尽感，即刻出现再次排尿或尿失禁，以及体位相关的排尿障碍、排尿困难或尿潴留。

五、生殖系统功能障碍

（一）性功能障碍综合征

性功能障碍综合征包括性交疼痛、表浅性交痛、深部性交痛、突破受阻、阴道症状或在性交过程中发生的其他症状。

（二）勃起组织神经综合征

勃起组织神经（$S_2\sim S_4$）综合征表现为性功能障碍、女性功能紊乱、盆底肌协同失调及男性勃起功能障碍。

第二节　盆底功能障碍的评估

盆底功能障碍的患者应接受标准的临床病史询问和体格检查，并对症状进行具体评估。详尽的病史采集和临床检查是非常必要的。

实现盆底肌肉收缩有度是治疗的根本目的，因此，必须要严格评估盆底肌肉的功能。目前临床上评估肛门直肠功能的方法主要有4种：肛门直肠测压、肛门及直肠感受功能检测、影像学检查（包括经肛门直肠的超声检查以及肛门括约肌MRI检查）、神经电生理检查。此外，直肠排泄法、结肠运输试验等方法也已应用于临床或处于实验室研究阶段。

一、肛门直肠测压

肛门直肠测压（Asal rectal pressure measurement，ARM）是一种安全、快速、简便、无创的检查技术，无绝对禁忌证，传统的ARM设备包括压力感受导管、压力传感器、充水或充气球囊及信号扩增记录系统。目前文献推荐使用直径＜5mm且具有6个以上传感器的导管，该导管能有效地记录肛管内的压力。ARM的主要检测指标包括：肛门静息压、肛门收缩压、直肠顺应性及直肠肛门抑制反射等。最大肛门静息压反映肛门内括约肌的功能，肛门自主收缩压反映肛门外括约肌的功能，直肠肛门抑制反射可以用于反映直肠容积增加时肛管压力的变化。ARM适用的人群主要是大便失禁和便秘的患者。

二、肛门及直肠感受功能检测

（一）肛门及直肠感受功能检测概述

肛门直肠周围有丰富的神经，肛管直肠的感受功能可直接影响排便。由于肛管受躯体神经系统支配，而直肠受自主神经系统的支配为主，两者在神经解剖上相对独立，因此感受功能的检测较复杂。

（二）肛管感受功能

肛管分布着诸多感觉神经末梢，均通过阴部神经的感觉支传导，远端1/3的肛管可感受疼痛的刺激，而轻触觉和温度觉感受器在肛瓣上方最敏感，且其敏感性随年龄的增长而下降。

（三）直肠感受功能

直肠黏膜对疼痛刺激无感觉，而对机械扩张较为敏感，正常人能感受到的最小扩张量为20～40mL，直肠感受功能的检测可采用单纯球囊扩张、电子气压泵直肠球囊扩张以及直肠黏膜电、热直接刺激等方法。以单纯球囊扩张为例，将球囊导管置于直肠内，按一定速率充水，检测中可记录多个体积参数，包括患者首次感受到直肠扩张时的球囊体积、持续有感受时的球囊体积、有排便冲动时的球囊体积、难以忍受必须排便时的球囊体积等，这些指标可用于评估直肠顺应性。

三、经肛门超声评估法

肛门直肠腔内超声（Endoscopic uhrasonography，EUS）成像可分别在动态和静态下观察肛管直肠壁、肛管内括约肌、肛管外括约肌、肛提肌以及女性阴道直肠隔的形态。EUS检查时患者一般取左侧卧位，在静息和肛门最大收缩时对肛门直肠连接处和肛管3个位置（上、中、下）进行系列成像。该方法最突出的特点是能直观地显示括约肌及盆底组织的解剖结构。

如括约肌受损，在EUS检查中可表现为低回声的括约肌环在某一部位突然中断，代之出现局部高回声区。EUS的另一特点是可以在术中进行检查，有助于术者及时了解术中括约肌、直肠、肛门及周围组织的状况，从而能在最大限度切除病变部位的同时保留肛门、直肠功能。国外一项研究结果显示，有明显临床证据提示括约肌受损的患者，可首选EUS进行肛门及直肠功能评估。当同时应用ARM和EUS时，能更全面地评估患者的肛门直肠功能。

四、神经生理评估法

神经电生理检查的内容包括阴部神经末梢运动潜伏期（Pudendal nerve terminal motor latency, PNTML）、骶部神经末梢运动潜伏期（Sacral nerve terminal motor latency, SNTML）、盆底肌电图及皮层诱发电位。PNTML是指从坐骨棘水平的阴部神经受到刺激发出冲动至EAS收缩所需要的传导时间，是目前临床上检测肛门功能最常用的神经电生理学指标之一，PNTML的正常上限约为2.2s，随年龄增长可发生较大的变化。SNTML与PNTML有相似的意义，不同的是SNTML反映骶神经对PM的支配情况。盆底肌电图目前已逐步被EUS取代，而直肠皮层诱发电位目前仍处于试验阶段。

五、直肠肛门失禁的评估

恰当的评估有助于明确肛门失禁的病因、评价失禁的严重程度以及选择最合适的治疗方法提供帮助。评价失禁严重程度的方法可分为两类，即主观法和客观法，目前前者占据主导地位，即各种问卷式打分系统，如AMS法、Pescatori法和Wexner评分法（表3-1）等，其中Wexner评分系统对于患者来说更容易接受。

表3-1　Wexner评分系统

失禁类型	频次				
	从不	极少	偶尔	常常	总是
固体	0	1	2	3	4
液体	0	1	2	3	4

失禁类型	频次				
	从不	极少	偶尔	常常	总是
气体	0	1	2	3	4
卫生垫防护	0	1	2	3	4
生活方式的改变	0	1	2	3	4

注：从不，0；极少，<1次/月；偶尔，<1次/周，≥1次/月；常常，<1次/d，≥1次/周；总是，≥1次/d。总分：0分为无大便失禁，20分为完全大便失禁。

六、排便障碍综合征的评估

排便障碍综合征（Obstructed disorder syndrome，ODS），是指具备输出道梗阻感觉的肠道功能紊乱性疾病，其中便秘最为常见。便秘可以是原发性，也可以是继发性。3种原发性便秘的病理生理亚型描述为：①便秘型肠易激综合征；②慢传输型便秘；③排便协同失调。

在进行原发性便秘的评估前，必须对所有已知的继发性便秘的病因进行彻底排除。

（一）排除继发性便秘

继发性便秘可能是单个因素或几个因素的叠加造成的，例如在生活方式和饮食相关因素、药物摄入量相关因素、行为或精神因素、代谢或内分泌紊乱及神经或其他结构性病变，较为常见的因素见表3-2。不同结肠运输试验显示，便秘患者在右半结肠内存在大量粪便和超过5个不透射X线标记。对这些患者应当进行特定的病史询问及体格检查。药物摄入史可包括以下各药物：抗抑郁药、抗帕金森药、抗胆碱能药物等。

表3-2　继发性便秘的病因

类　型	病　因
生活方式	饮食、生活节奏、药物、减肥、厌食症、滥用泻药
感染性病因	锥虫病
解剖异常	扭转、直肠脱垂——全层、内部的直肠前突赘生物、狭窄、粘连
功能异常	耻骨直肠肌紧张、结肠慢传输型便秘、巨结肠、直肠扩张会阴下降

类　型	病　因
生理及其他异常	糖尿病、甲状腺功能减退症、垂体功能减退症、卟啉症、中枢神经系统的损伤、帕金森病、中枢神经系统肿瘤

（二）排除便秘型肠易激综合征

肠易激综合征可表现为便秘、腹泻或便秘与腹泻交替出现。便秘型肠易激综合征（Constipated irritable bowel syndrome，C-IBS）症状还包括在近1年时间内连续或间断性地出现超过12周的腹部不适或疼痛，以及以下三个特征中的任何两个：①症状通过排气、排便得到缓解；②症状的发作与大便频次变化有关；③发病的症状与在没有使用泻药情况下粪便的形态改变相关。

（三）排除排便协同失调

正常排便时，直肠内压力（Intrarectal pressure，IRP）增加，同时肛管内压力（Pressure in anal tube，IAP）下降。直肠肛门压力协同作用，引发一段推进式的直肠肛门压力梯度变化（Change of pressure gradient of rectum anus，RAG）。排便协同失调的患者以协调运动无力为主要的病理生理异常，引起排便协同失调的可能原因包括直肠收缩损害、反常的肛门收缩、肛门松弛损害等，根据这些特征将排便协同失调分为三种类型。Ⅰ型：患者可产生足够的推进力，有反常的肛门括约肌压力增高；Ⅱ型：患者无能力产生足够的推进力，但可显示反常的肛门收缩；Ⅲ型：患者可产生足够的推进力，但括约肌松弛或括约肌松弛不完全。

（四）排除慢传输型便秘

慢传输型便秘需要进行专门检查。对于缺乏常见的早晨起床或进餐时的肠道激惹表现的疑似病例可行进一步评估。评估粪便通过肠道的速度进行，可提供结肠运输的客观数据。结肠运输时间可以用以下3种方法测量。①用X线无法透视的标志物进行检测。给患者服用含24个塑化标志的单胶囊约120h后，拍摄腹部平片。120h后仍存在至少20%的标志物或6个标志，表示其为慢传输型便秘。②放射性核素显像提供了无创定量评估总体及区域性结肠传输功能的方法。该方法应用的同位素为铟-111或锝-99，其储存在一个胶囊内，至回肠末端溶解。在特定时间间隔内可获取伽马图像从而得到客观的运输数据。③线动力胶囊提供了一种观察胃、小肠和结肠传输时段的无创性方法。除了运输时段，它还可以提供通过肠道时的腔内PH变化和压力变化的数据。

（五）排便障碍综合征的诊断

排便障碍综合征（Disorder syndrome，ODS）作为一种需要用排除法才能确诊的疾病，只有在排除上述可能的疾病时，临床上才可考虑ODS的诊断。对于临床所谓的ODS，罗马Ⅰ标准内有明确的定义。其定义ODS为至少在12个月内伴随两个或更多以下症状，且便秘至少持续12周。伴随症状有：12个月内超过25%的天数在排便时需要用力；超过25%的天数在排便时大便干硬；超过25%的天数在排便时伴有排便不尽感；超过25%的天数在排便时具有排便梗阻感；超过25%的天数在排便时需要用手辅助，如阴道夹板排便、手指排便或器具帮助排便；每周排便次数少于3次。

一旦便秘符合ODS的罗马Ⅰ标准，就要应用ODS标尺进行客观评分。ODS评分系统有很多，现介绍一种较为简便的ODS评分表格，即便秘和肠道活动评分（表3-3）。

表3-3　便秘和排便活动评分

症状	频次				
	从不	极少	偶尔	常常	总是
过度紧张	0	1	2	3	4
不彻底排泄	0	1	2	3	4
使用泻药	0	1	2	3	4
手指辅助排便	0	1	2	3	4
便秘	0	1	2	3	4

注：从不，0；极少，<1次/月；偶尔，<1次/周，≥1次/月；常常，<1次/天，≥1次/周；总是，≥1次/天。总分：>5分为可疑，>10分为提示有ODS，>15分可诊断为ODS。

对于疑似ODS的患者，即使完成了以上的评估，外科医师仍需完善肠镜和直肠指诊以排除器质性病变及隐匿的肛周疾病。除了常规直肠指诊，患者还可取蹲位，医师站在其背面进行直肠指诊，这样可以更好地检查出内脱垂和肠套叠。在直肠指诊中可有一些重要的发现（表3-4）。

表3-4 ODS患者的直肠指诊

检查内容	技术：发现和对反应分级
检查	在良好的光线下检查会阴
	检查抓痕、皮赘、肛裂、瘢痕或痔
会阴部感觉和肛周反射	正常：肛周皮肤、肛膜和肛门外括约肌轻微的收缩
	受损：除肛门相对僵硬，具有似木一般的收缩反应外，其余部位均似软棉絮无反应
	缺失：没有任何反应
手指触诊	触痛，肿块，狭窄或大便硬度情况
静息张力	正常、减弱（降低）或增加
收缩肛门检查张力	要求患者收缩肛门，挤压手指，并坚持30s。
	正常，减弱（降低）或增加
推动和屏气操作检查	加大力度推动：张力正常，减弱（降低）或增加
	放松肛门：正常，受损，矛盾性收缩
	会阴下降：正常，过度，没有

第三节　盆底功能障碍性疾病的治疗

改变生活方式（包括饮食调节）和处理伴发疾病是治疗盆底功能障碍性疾病的重要部分，必要时采取手术治疗也可取得满意的效果。

一、手术治疗排便障碍综合征

（一）经肛吻合器切除直肠固定术

直肠黏膜内脱垂（伴有或不伴有直肠肠套叠和直肠前突）被认为是导致排便障碍综合征的主要原因。Longo医师最先报道经肛吻合器切除直肠固定术（Stapled transanal rectal resection，STARR）。

（二）手术过程

一般麻醉，患者取截石位。过去使用环形切割和吻合器（Procedure for prolapse and hemorrhoids 01，PPH01）进行直肠切除。而 Longo 医师是使用类似于吻合器痔环切术的器械（Procedure for prolapse and hemorrhoids 03，PPH03），PPH03 除了具有 PPH01 的吻合能力外，还适用于较厚的组织。采用 PPH03 的原因是 STARR 涉及全层直肠壁的切除，而吻合器痔环切术只涉及黏膜切除。

将圆形的肛门扩张器插入患者肛管，经皮肤缝合肛门扩张器的 4 个插槽，并固定完全，肛门扩张器插槽位于 12 点、3 点、6 点和 9 点位置。

固定好肛门扩张器后，脱垂的直肠用压舌板拨动检查，并把它轻柔地拉出来检查，这有助于确定脱垂和直肠内套叠的底部。突出的部分采用两个连续半环切除的方式进行切除。先做直肠前半周，将脱垂的前半部分拖入 PPH01，用三根线在套叠的底部全层缝合后牵引。第一根在 12 点位置，其他两根分别在 2 点和 10 点位置。为避免后半周直肠黏膜被 PPH01 切割损伤，用压舌板通过肛门扩张器在 6 点处的沟槽将直肠黏膜推开，保护后半部分黏膜离开 PPH01 的咬口。10 点位置的两根缝合线和 12 点位置的一根缝合线，共同通过 PPH01 左侧槽沟引出。12 点位置的另一根线和 2 点位置的两根缝合线共同通过 PPH01 右侧沟槽引出。充分牵引缝合线，将脱垂的肠壁拖入吻合器中，收紧后激发，同标准的吻合器痔环切术一样移除标本。用相同方法对称切除直肠后方脱垂的直肠黏膜。检查切割线是否完整并充分止血。用铬制肠线或可吸收的合成线，在 12 点、3 点、6 点、9 点位置。通过箱褥式缝合增强。在 9 点和 3 点位置的加强缝合，确保吻合处平滑、干燥。术后处理与标准吻合器痔环切术相同。

二、盆腔器官脱垂的 STARR 手术

动态 MRI 排粪造影有助于更好地了解盆底功能障碍患者盆底的情况，使手术的方法更为精确。单一的 STARR 术仅能解决直肠肛门功能障碍，如果存在盆底多器官功能障碍，则其他两个系统的问题不能得到解决。为了解决前面和中间隔内器官功能障碍，可在腹腔镜下通过腹膜外使用假体悬

吊子宫阴道交界处到前腹壁。腹腔镜下腹膜外悬吊的前部和中部的隔内器官，是STARR术治疗后隔内器官功能障碍的补充。

三、会阴下降综合征

会阴下降综合征往往与便秘有关。它被认为是与长年用力排便以及由于生育导致盆底松弛有关的一类疾病。排粪造影检查可以较好地确定会阴下降的程度。它的定义是直肠肛管角下降超过坐骨结节水平3cm。当直肠肛管角下降延伸超过1.5cm时，会渐进性地导致外括约肌失神经支配，最终导致大便失禁。许多患者可不出现大便失禁，但会出现渐进性梗阻性排便障碍的症状。单独会阴下降异常并不是手术指征，而应该先进行药物治疗和旨在治疗便秘的饮食调节以及生物反馈治疗。

四、功能性骨盆疼痛

功能性骨盆疼痛包括直肠肛门和盆腔疼痛，但并没有病理结构的异常变化。阴部神经痛是指在一处或两处阴部神经分布区域的疼痛，是由于阴部神经卡压在骶结节韧带和骶棘韧带与阴部管之间导致的，常继发于创伤后（自行车或赛艇运动员）。功能性骨盆疼痛患者可通过神经松解术治疗，也可在B超和CT引导下进行阴部神经阻滞治疗。

功能性骨盆疼痛可表现为泌尿生殖系统的症状，如膀胱疼痛综合征或慢性盆腔疼痛综合征、肛提肌综合征和肛肠疾病。

五、肛提肌综合征

肛提肌综合征的特征性表现为直肠肛门持续、频繁、长时间的闷痛，并经常有肛提肌触痛。坐位比站位或平卧位疼痛更严重。这种综合征又称为耻骨直肠肌综合征、梨状肌综合征、肛提肌痉挛、盆底痉挛、骨盆张力性肌痛。普通人群患病率为6%，女性患病率更高。这些症状是由于肛提肌痉挛导致的，其病理生理尚不明确。目前该病与心理异常的关系亦不清楚。

排除其他疼痛原因后，最初的处理包括用手指进行肛提肌按摩、盆底理疗、坐浴、应用地西泮和肌肉松弛剂。生物反馈疗法对一些患者有效。骶神经刺激可减轻慢性疼痛患者的疼痛。经多种治疗方法治疗后，症状仍未缓解的患者可在直肠触痛点注射类固醇药物。

尾骨痛可能是由于肛提肌的耻骨尾骨部分痉挛引起的，疼痛往往指向尾骨。人站起来时疼痛加重是其典型表现，这时尾骨是压痛点。对于尾骨痛可以使用类固醇注射治疗。如果没有缓解，可考虑手术治疗，但手术切除尾骨治疗尾骨痛已很少应用。

六、痉挛性肛门痛

与肛提肌综合征不同，痉挛性肛门痛是指直肠肛门区域突发剧烈疼痛，持续数秒，但通常不超过2min，而没有任何器官功能障碍。有时疼痛可能会持续30min以上，但很少发生（1个月内出现1次或更少）。它往往是由焦虑或紧张导致，很少在青春期之前发生，男女发病比例相同，疼痛可继发于直肠或盆底肌肉痉挛。有些患者有焦虑，或有完美主义或忧郁的性格。也有报道显示本病具有遗传性。疼痛发作是短暂的，不频发。吸入β_2肾上腺素受体激动剂（沙丁胺醇）和α_2肾上腺素受体激动剂（可乐定）能减轻这些症状。对伴有心理障碍的患者应采取相应的治疗措施。

（黄　云　张朝军）

参考文献

Agarwal BB, Chintamani K, Mahajan KC. Derriere distress-defecation-deification[J]. JIMSA, 2013, 26(3): 155.

Agarwal BB, Chintamani K, Mahajan KC. Pelvic floor dysfunction: reinventing the spokes of the wheel[J]. JIMSA, 2012, 25(1): 13.

Agarwal BB, Manish K, Pandey H, et al. Stapled transanal rectal resection(STARR): results of the first Asian experience[J]. Ganga Ram J, 2011, 1(3): 181-121.

Agarwal BB. Do dietary spices impair the patient-reported outcomes for stapled hemorrhoidopexy? A randomized controlled study[J]. Surg Endosc, 2011, 25(5): 1535-1540.

Agarwal BB. STARR procedure for obstructed defecation syndrome. How I do it? [J]. JIMSA, 2013, 26(3): 171.

Agarwal BB. Yoga and medical sciences[J]. JIMSA, 2010, 23(2): 69-70.

Anderson RU, Orenberg EK, Chan CA, et al. Psychometric profiles and hypothalamic-prostatitis-adrenal axis function in men with chronic peostatitis/chronic pelvic pain syndrome[J]. J Urology, 2008, 179(3): 956-960.

Aschkenazi SO, Goldberg RP. Female sexual function and the pelvic floor[J]. Expert Rev Obstet Gynecol, 2009, 4(2): 165-178.

Barry MJ, Link CL, Mcnaughton-Collins MF, et al. Overlap of different urological symptom complexes in a racially and ethnically diverse, community based population of men and women[J]. BJU Int, 2008, 101(1): 45-51.

Bartolo DC, Read NM, Jarratt JA, et al. Difference in anal sphincter function and clinical presentation in patients with pelvic floor descent[J]. Gastroenterology, 1983, 85(1): 68.

Collet CS, Koning E, Dacher JN. Radiologic evaluation of pelvic floor disorders[J]. Gastroenterol Clin North Am, 2008, 37(3): 553-567.

Drossman DA, Li Z, Andruzzi E, et al. U.S. householder survey of functional gastrointestinal disorders. Prevalence, sociodemography, and health impact[J]. Dig Dis Sci, 1993, 38(9): 1569-1580.

Eckardt VF, Dodt O, Kanzler G. Treatment of proctalgia fugax with salbutamol inhalation[J]. Am J Gastroenterol, 1996, 91(4): 686-689.

Gilliland R, Altomare DF, Moreira H, et al. Pudendal nerve neuropathy is predictive of failure following anterior sphincteroplasty[J]. Dis Colon Rectum, 1998, 41(12): 1516-1522.

Haylen BT, De Rider D, Freeman RM. An international urogynecological associationg(IUGA)/International continence society(ICS)joint report on the terminology for female pelvic floor dysfunction[J]. Neurourol Urodyn, 2010, 29(1): 4-20.

Heah SM, Ho YH, Tan M, et al. Biofeedback is effective treatment for levator ani syndrome[J]. Dis Colon Rectum, 1997, 40(2): 187-189.

Hill J, Corson RJ, Brandon H, et al. History and examination in the assessment of patients with idiopathic fecal incontinence[J]. Dis Colon Rectum, 1994, 3(5): 473-477.

Kamm MA, Hoyle CH, Burleigh DE, et al. Herditary internal anal sphincter myopathy causing proctalgia fugax and constipation. A newly identified condition[J]. Gastroenterology, 1991, 100(3): 805-810.

Nygaard I, Barber MD. Prevalence of symptomatic pelvic floor disorders in US women[J]. JAMA, 2008, 300(11): 1311-1316.

Oyama IA, Rejba A, Lukban JC, et al. Modified Thiele massage as therapeutic intervention for female patients with interstitial cystitis and high-tone pelvic floor dysfunction[J]. Urology, 2004, 64(5): 862-865.

Whitehead WE, Wald A, Diamant NE, et al. Functional disorders of the anus and rectum[J]. Gut, 1999, 45(12): 55-59.

第四章　直肠脱垂

第一节　直肠脱垂的定义和发病机制

一、定　义

直肠壁部分或全层向下移位，称为直肠脱垂（Rectal prolapse）。直肠壁部分下移，即直肠黏膜下移，称为黏膜脱垂或不完全脱垂；直肠壁全层下移称为完全脱垂。若下移的直肠壁在肛管直肠内称为内脱垂；下移到肛门外称为外脱垂。

二、发病机制

直肠黏膜脱垂是指直肠下段黏膜层与肌层之间结缔组织松弛，黏膜层下移；直肠完全脱垂则是固定直肠的周围结缔组织松弛，以致直肠壁全层下移。目前，直肠脱垂的发病机制尚不明确，可以解释直肠脱垂发病机制的理论有以下三种：第一种是滑动疝学说，认为直肠脱垂本质是滑动性疝自有盆底缺陷的肛门脱出；第二种理论认为，直肠脱垂是上段直肠和直肠乙状结肠形成的环形肠套叠，直肠内脱垂是肠套叠致肠管反复创伤的早期病理表现，病情逐渐发展可导致直肠全层外脱垂；第三种理论认为，直肠脱垂常继发于盆底解剖结构异常，如盆底失弛缓症和脱肛等，与慢性过度用力拉伸盆底结构有关。此外，结缔组织疾病和多次分娩也是直肠脱垂发生的重要原因，完全性直肠脱垂患者往往存在解剖异常，如直行的直肠、直肠和骶骨间缺乏固定、冗长的乙状结肠、肛提肌分离、Douglas窝过深和扩张的肛门等。

第二节 直肠脱垂的诊断

一、临床表现

人群中直肠脱垂的发病率约为0.5%，以女性和老年患者多见。年龄＞50岁的女性直肠脱垂发病率约为同年龄段男性的6倍。女性患者发病年龄多见于年龄≥70岁，男性患者发病年龄多见于年龄≤40岁。年轻的直肠脱垂患者往往伴有孤独症、发育迟缓以及其他需要医学干预的精神障碍等疾病。

直肠内脱垂病情进展一般比较缓慢，由于黏膜松弛脱垂，患者排便时有梗阻感，排便费时费力，肛门坠胀明显，排便次数增多，以排便不尽感为最突出的症状。患者常需插入手指将脱垂的黏膜推回以辅助排便。长期直肠内脱垂可导致脱垂顶端黏膜受肛门括约肌挤压而出现缺血、糜烂，形成孤立性直肠溃疡，导致便血。患者常合并直肠前突、盆底痉挛综合征、耻骨直肠肌痉挛、盆底疝等。因长期便秘不能缓解甚至逐渐加剧，某些患者会出现精神症状。

直肠外脱垂主要表现为有肿物自肛门脱出。初始脱出物较小，排便时脱出，便后自行复位。随着病程逐渐进展，肿物脱出变得频繁，脱出物体积增大，便后需用手还纳回肛门内，伴有排便不尽和肛门下坠感。后期在咳嗽、用力甚至站立时亦可脱出。常见伴随症状包括出血、流出黏液、大便失禁、便秘、里急后重、直肠和盆底压迫症状和疼痛等，可间接引起患者精神心理疾病。

虽然直肠脱垂是良性病变，但脱垂组织引起的不适感、大便失禁、便秘等情况严重影响患者的健康和生活。约50%～75%的直肠脱垂患者伴有大便失禁，25%～50%的患者伴有便秘。脱垂组织慢性创伤性扩张肛门括约肌，直肠肛管反射的持续抑制等可导致肛门失禁。直肠脱垂可以改变盆底解剖结构，持续性扩张损伤以及直肠肛管反射的持续抑制可以导致肛门括约肌功能的永久性损害。超过一半的直肠脱垂患者存在会阴部的神经病变，这些病变可导致肛门外括约肌去神经性萎缩。直肠脱垂患者伴有的便秘常常为肠套叠及肠管阻塞引起的出口梗阻型便秘，此外，脱垂组织刺激肛门变形、盆底功能协调障碍及结肠运输障碍可以导致便秘加重，但是目前便秘和直肠脱垂的因果关系以及相关性存在一定争议。

二、体格检查

（一）直肠内脱垂的体格检查

直肠指诊有助于首先排除直肠肿瘤，并可发现直肠腔扩大、直肠黏膜松弛等体征。蹲位行排便动作时，30%～80%患者直肠内可及呈宫颈样的套叠顶端。肛管内套叠者肛门括约肌松弛，肛管闭合不严。

肛门镜检可见直肠前壁黏膜过多，做用力排便动作时可见黏膜嵌入镜中或出现于齿状线下方，50%患者可见黏膜水肿、充血。

（二）直肠外脱垂的体格检查

会阴部视诊的典型表现为同心折叠环状的直肠从肛门脱出，呈"宝塔形"（图4-1），通常容易回纳，但是极易再次脱出。直肠脱垂要与内痔脱垂及其他肿物脱出肛门相鉴别，内痔脱垂表现为直肠黏膜层脱出，而肌层位置固定，脱出物表现为放射样脱出，痔核之间存在间沟（图4-2），而直肠脱垂是同心环形折叠样的脱出物脱出。早期的直肠脱垂可能不表现为环状折叠，但是直肠脱垂缺乏痔核间沟，仍然可以和内痔脱垂区分。

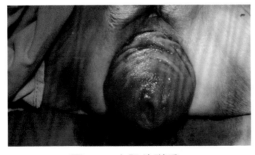

图4-1　直肠外脱垂

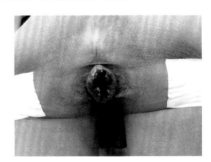

图4-2　内痔脱垂

部分直肠脱垂患者可在就诊时出现直肠脱垂表现；当患者诉有明显症状，而体格检查时并没有发现直肠脱垂表现时，可以通过灌肠，让患者用力解出灌肠剂来诱发直肠脱垂。但在就诊的环境下，患者可能会由于过于紧张，而难以诱发直肠脱垂，此时可让患者在发现直肠脱垂的时候拍摄照片用于诊断。直肠指诊同样很重要，直肠指诊可以触及扩张的肛门，肛门括约肌的张力减弱，肛门镜检查有时可在肛门前位发现孤立性溃疡。另外，需要检查患者是否有膀胱膨出、肠疝、脱肛、盆底缺陷以及子宫脱垂等合并症，当合并有多器官脱垂时，需要多学科协作治疗。

三、辅助检查

直肠脱垂常采用的辅助检查有X线或MRI排粪造影、结肠镜检查、钡剂灌肠、尿动力检查等，用于明确诊断以及检查有无合并疾病。

当患者有明显直肠脱垂表现，但是在体格检查过程中并未出现直肠脱垂体征时，可以采用X线排粪造影、MRI排粪造影以及球囊脱出实验等检查判断有无直肠脱垂。同时，排粪造影还可以发现相关的前盆底支持结构缺陷，如膀胱膨出、阴道穹窿脱出和肠疝等。尿动力学及妇科、泌尿系统检查可以辅助评估前盆腔疾病和尿失禁患者器官功能，指导对前、后盆底疾病同时行外科干预治疗。直肠脱垂多见于老年人，因此需在手术前需行结肠镜检查，以明确有无结直肠肿瘤及其他病变。

四、直肠脱垂严重程度评估

直肠内脱垂按套入部累及的直肠壁层次可分为直肠黏膜脱垂和直肠全层脱垂；按累及范围分为直肠前壁脱垂和全环脱垂；按脱垂鞘部不同，分为直肠内直肠脱垂和肛管内直肠脱垂，肛管内脱垂一般为全层脱垂。直肠黏膜脱垂按脱垂程度可分为以下3级：Ⅰ度为直肠黏膜脱垂在肛管直肠环以上；Ⅱ度为直肠黏膜脱垂在齿状线水平；Ⅲ度为直肠黏膜脱垂在肛管水平。

直肠外脱垂的分度如下。

（1）Ⅰ度脱垂：为直肠黏膜脱出，脱出物淡红色，长3~5cm，触之柔软，无弹性，不易出血，便后可自行回纳。

（2）Ⅱ度脱垂：为直肠全层脱出，脱出物长5~10cm，呈圆锥状，淡红色，表面为环状而有层次的黏膜皱襞，触之较厚，有弹性，肛门松弛，便后有时需用手回复。

（3）Ⅲ度脱垂：直肠及部分乙状结肠脱出，长达10cm以上，呈圆柱形，触之很厚，肛门松弛无力。

第三节　直肠脱垂的治疗

一、非手术治疗

直肠内脱垂患者宜进食高纤维素食物，多饮水，纠正不良排便习惯，多运动，避免长时间用力排便，适当应用缓泻剂，一般主张用溶剂型或润滑型泻剂。经常进行肛提肌与括约肌功能锻炼，提肛锻炼采用胸膝位，利用地心引力作用使直肠及其他器官复位，可取得更好效果。黏膜保护剂如复方角菜酸酯栓等纳入直肠，可在肛管直肠的潮湿环境下形成有弹性的黏液胶体状凝胶，将粪便与黏膜隔离开，并可保护直肠黏膜表面8～12h，为黏膜提供一个粪便机械刺激和化学刺激较少的良好康复环境，而黏膜保护剂中其他成分如二氧化钛、氧化锌则持续与黏膜接触，可充分发挥收敛、减轻充血的作用，达到通便和减轻症状的治疗目的。

直肠外脱垂不能通过非手术治疗纠正，但是与直肠脱垂相关的症状，如大便失禁、便秘、疼痛、出血等症状可以通过非手术的保守治疗方法得到改善，从而提高患者生活质量。常见的方法有：排便时手法支撑肛门、纠正便秘、建立规律的排便时间和合适的排便方法、增强会阴部的锻炼、电刺激、注射硬化剂、橡胶环扎法、红外线凝固等。对于便秘患者可采用纤维素和粪便软化剂治疗。高糖溶液可用于直肠脱垂的消肿，辅助嵌顿性直肠脱垂的还纳。此外还应加强肛周皮肤护理，减少皮肤并发症发生。

虽然保守治疗可以减轻患者直肠脱垂相关的症状，提高其生活质量，但是不能根治直肠脱垂。随着病情的发展，发生出血、肛门失禁、脱垂嵌顿、脱垂肠段绞窄等风险逐渐增加，因此对于无明显手术禁忌的患者，应尽早手术，以避免不必要的病情发展和不可逆的肛门括约肌功能损伤。

二、手术治疗

（一）直肠内脱垂的手术治疗

（1）痔上黏膜环切钉合术（PPH术）：将痔上方的直肠黏膜脱垂做环形切除。手术时先行扩肛，于齿状线上约4cm做荷包缝合，然后将吻合器插入肛门，收紧荷包，击发，将脱垂的黏膜切除。该术式仅适用于Ⅰ度或Ⅱ度脱垂患者。

（2）经肛吻合器直肠切除术（STARR术）：采用两把PPH吻合器，取折刀位，经肛门植入扩肛器并固定，在齿状线上2～5cm的直肠前壁上，用7号线做直肠全层半周荷包缝合，在扩肛器后方植入挡板于直肠内，以防止直肠后壁黏膜滑入吻合器订仓。置入第一把吻合器，用带线钩将荷包线尾端从吻合器侧孔中拉出，将荷包线收紧使直肠前壁牵入订仓。击发，退出吻合器，剪断黏膜桥，仔细检查吻合口并止血。然后在直肠后壁做全层半荷包缝合，在扩肛前方置入挡板于直肠内，置入第2把吻合器，击发，退出吻合器。

（3）改良Delorme术：用肛门直肠拉钩将肛门直肠左、右牵开，于直肠黏膜下层注射肾上腺素盐水，在齿状线上1～1.5cm处用电刀环形切开直肠黏膜，夹住近端直肠黏膜切缘，并向下牵拉，然后用组织剪沿黏膜下层向上锐性游离直肠黏膜，显露直肠壁的肌层；垂直缝合直肠环肌层，在距离游离的直肠黏膜管最高点下方2cm用电刀切断，吻合直肠黏膜。手术中需仔细操作，避免术后出血。

（4）胶圈套扎术：局部麻醉（简称局麻）或半身麻醉后扩肛，用组织钳夹住黏膜，将胶圈套上；从齿状线向上作3行胶圈套扎黏膜，直至直肠壶腹，共扎12～15处，被套扎黏膜在1周后缺血坏死脱落，形成的瘢痕组织使直肠黏膜与肌层粘连而固定。本手术需警惕术后胶圈脱落出血的发生。

（5）直肠黏膜纵向缝扎术：将从齿状线到壶腹多余的黏膜作两纵行缝合结扎，也可附加第三行或参与部分分段结扎，通过缩小直肠腔而治疗直肠脱垂。

（二）直肠外脱垂的手术治疗

直肠外脱垂的主要治疗方式是手术治疗，目前直肠外脱垂的手术方式有100余种，按手术入路分为经腹手术和经会阴手术。基于外科医生对患者直肠解剖缺陷的理解，手术方式包含缩窄肛门环、消除腹膜Douglas陷凹、修复盆底、切除冗长的肠管、固定或悬吊直肠，以及联合使用以上术式。

外科医生对于手术方式的选择常受到经验和偏好、合并疾病、患者年龄和盆底功能等多种因素的影响，直肠脱垂复发的可能性及手术安全性也常需要得到权衡。通常认为经会阴手术较为安全，对于高龄、嵌顿或合并其他严重基础疾病的患者较为合适，术后直肠脱垂的复发率较经腹手术高。经腹部直肠脱垂手术复发率相对较低，但手术创伤相对较大，手术耐受性较好的患者可以选择该术式。近年来，腹腔镜手术技术愈加成熟，机器人手术逐渐开展，腹腔镜手术及机器人手术可以获得和开腹手术相似的复发率，但腹腔镜手术及机器人手术的安全性更高。

1. 经会阴入路术式

经会阴入路的手术方式包含经会阴直肠乙状结肠切除术（Altemeier术，伴有或不伴肛提肌成形术）、直肠黏膜袖状切除（Delorme术）和肛门环缩术（Thiersch术）。

（1）Altemeier术

1889年，Mikulicz首先开展了Altemeier术。19世纪70年代，Altemeier术发展流行起来。手术时术者拖出脱垂肠管，在齿状线上约1cm处环周切开脱垂直肠全层，切开后钳夹牵拉直肠远端边缘，连续游离肠系膜，从前面切开腹膜后直接进入腹膜腔，需要彻底游离肠管直至没有冗长的直肠或乙状结肠，然后从盆底拖出，可以在肠壁的前方或者后方通过间断缝合折叠肛提肌行肛提肌成形术，然后切除过长的直肠和乙状结肠，手工缝合或是采用管型吻合器吻合（图4-3）。

Altemeier术后疼痛较轻，住院时间短，复发率及并发症发生率均较低。Altemeier等回顾性分析了101例接受手术的患者，复发率为3%。Kimmins等回顾性分析了63例患者，复发率为6.4%。

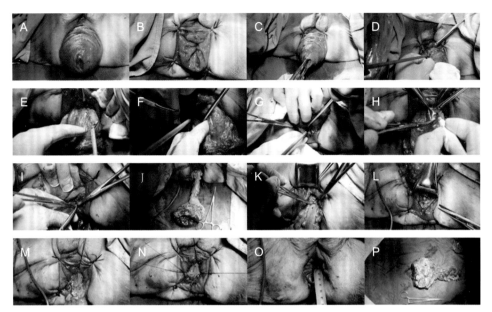

A.脱垂肠管自然脱出；B.显露齿状线；C.拖出脱垂肠段；D.标记切缘；E.切开外层前位肠壁；F.切开外层侧方肠壁；G.切开外层后方肠壁；H.打开腹膜返折；I.切断直肠系膜血管；J.脱垂肠管；K.重建抬高盆底；L.直肠后方肛提肌成形；M.直肠乙状结肠端端吻合；N.直肠乙状结肠吻合口；O.术后肛门外观；P.手术切除肠段标本

图4-3 Altemeier手术过程

Altemeier术联合肛提肌成形术可以明显减少患者并发症，肛提肌成形术可以重建直肠肛管角，理论上能够改善术后控便情况。虽然肛提肌成形术的手术获益报道各不相同，但大多数研究者发现术后患者控便能力有显著提高。Cirocco等研究者的报道中对103例患者随访43个月，便秘及大便失禁症状明显改善的患者分别占94%和85%。Ris等对66例患者术后随访48个月，统计后发现直肠脱垂复发率为14%，排便控制情况好转为62%。此外，有研究者发现肛提肌成形术还可降低术后直肠脱垂复发率。Chun等的报道中，109例行Altemeier术的患者，其中部分同时行肛提肌成形术，平均随访28个月，结果发现联合肛提肌成形术的患者中复发率为7.7%，平均复发时间为45.5个月，而未行肛提肌成形术的患者复发率为20.6%，平均复发时间为13.3个月。

Ris等在2012年报道的60例接受Altemeier术的患者，只有1例出现吻合口瘘。总体文献报道的吻合口瘘发生率为1.6%～3.3%。由于是结肠吻合，所以Altemeier术后结肠所构成的新"直肠"顺应性降低，可导致里急后重、肠道蠕动频繁以及黏液流出等结肠综合征，因此有研究提出经会阴结肠"J"形储袋可以提高术后直肠肛门功能。

（2）Delorme术

1900年，名叫Delorme的法国军医首先开展此手术。该术式适合黏膜脱垂或者较轻的全层脱垂患者，不适合保守治疗、既往有直肠脱垂手术史、盆底手术史、盆腔放疗史的直肠脱垂患者可以考虑行Delorme术。另外，对直肠上动脉已经结扎的直肠前切除术后的患者同样适合该术式。

Delorme术需要黏膜剥离而不是全层切除肠管，比Altemeier手术操作更有难度。手术时在齿状线上约1cm处环形切开黏膜及黏膜下层，剥离黏膜层到脱垂肠管处，切除剥离的黏膜。纵向折叠缝合固有肌层，最后将远近端黏膜缘吻合（图4-4）。

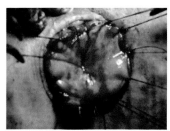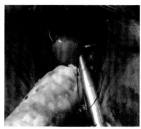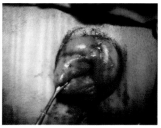
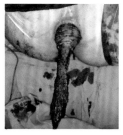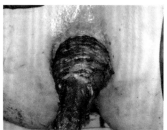

（引自：Youssef Ml, Thabet W, El Nakeeb A, et al. Comparative study between Delorme operation with or without postanal repair and levateroplasty in treatment of complete rectal prolapse[J].Int J Surg, 2013, 11(1): 52-58.）

图4-4　Delorme术

Delorme术后直肠脱垂复发率高于Altemeier术，可能是由于未进入腹腔、黏膜切除有限所致，但患者术后大便失禁和便秘症状改善较为明显。文献报道Delorme术后复发率为7%～27%，25%～70%的肛门失禁患者及13%～100%便秘患者术后症状得到改善。Watts等报道显示，101例行Delorme术的患者复发率为27%，25%大便失禁和13%便秘患者术后症状均得到明显改善。此外，Tobin等报道了43例患者，复发率为26%，50%的患者术后控便能力显著提高。

Delorme术后住院时间短、并发症发生率低于经腹入路手术。尿潴留、粪便嵌顿、切口感染及出血等并发症发生率为4%~22%。另外，吻合口狭窄及吻合口裂开也有发生。

（3）肛门环缩术

Thiersch在1891年首先进行肛门环缩术（图4-5）。局麻下将银线置于皮下，环绕肛门。手术的目的是增强括约肌功能、产生异物反应，增强括约肌张力。由于银线会导致溃疡形成和侵蚀肛管，目前已不再使用。肛门环缩术目前很少使用，仅仅用于不适合保守治疗和其他无法开展经会阴入路手术的患者。

肛门环缩术操作十分简单。局麻下，在肛门两旁距肛缘2cm处做放射状切口。由于肛门外括约肌的存在，需要使用止血钳钝性分离，从一个切口环绕肛门到另一个切口。使用各种辅助材料穿过切口环绕肛管，将材料

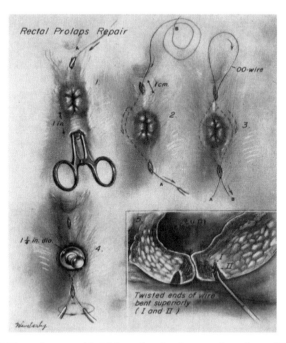

（引自：Terrell RV. Experience with Thiersch wire in rectal prolapse[J].AORN J, 1968 Jul, 8(1): 72-76. ）

图4-5 肛门环缩术

与肛管缝合，扎紧肛管至通过一个手指的松紧度。手术后积极进行肠道养护，定期随访可以有效避免嵌顿。

肛门环缩术并发症包括粪便嵌顿、植入材料破裂、侵蚀肛管以及败血症等。此外，术后复发率较高且复发患者往往出现脱垂嵌顿或绞窄。由于并发症发生率和复发率均较高，目前肛门环缩术已经很少使用。

2. 经腹部入路手术

（1）单纯直肠后方游离

单纯直肠后方游离的手术方式为在直肠后方游离直肠系膜，将其从骶前筋膜之间的平面分离开，自骶骨岬开始直至肛提肌水平，或者合并直肠前切除。单纯直肠游离的复发率和并发症发生率均较高。

无论单纯直肠后方游离，还是联合低位直肠前切除术，都不能获得长效的直肠脱垂修复效果。Schlinkert的研究中纳入113例患者，术后第2、5、10年复发率逐渐增高，分别为3%、6%和12%，手术相关并发症发生率为29%，包含3例吻合口瘘。Cirocco等在行单纯直肠后方游离术后随访6年，复发率为7%。此外，低位直肠吻合可能造成控便能力较弱的患者肛门功能的额外损伤。

此术式因不能提高肛门功能、复发率较高、并发症发生率高，现已经不常使用。

（2）直肠缝合固定术

直肠缝合固定术是直肠脱垂经腹部入路术式的关键。1959年Cutait首先开展直肠缝合固定术，通过缝合将直肠固定在盆底。将直肠缝合固定在骶骨岬上可以防止冗长的肠道折叠。直肠缝合固定术的手术疗效与永久性缝合、直肠后方游离所产生的瘢痕和纤维化使直肠固定的程度有关（图4-6）。

直肠缝合固定术后复发率为3%～9%。也有研究表明，此术式术后10年复发率高达29%。Karas等研究对比116例单纯游离直肠和136例行直肠固定术的患者，发现单纯游离直肠术后复发率约为直肠固定术后复发率的8倍。

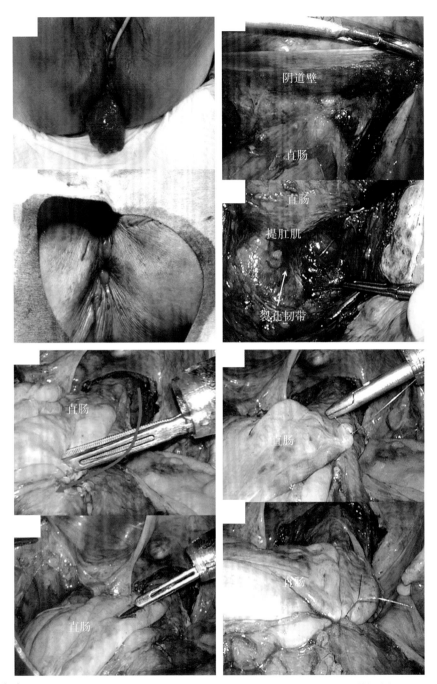

（引自：Yasukawa D, Hori T, Machimoto T, et al. Outcome of a modified laparoscopic suture rectopexy for rectal prolapse with the use of a single or double suture: a case series of 15 patients[J]. Am J Case Rep, 2017, 18: 599-604.）

图4-6 直肠缝合固定术

直肠缝合固定术联合直肠后方游离可以产生或加重便秘。有研究报道，称至少50%术前合并便秘的患者在直肠固定术后便秘情况加重，约15%术前未发现便秘的患者在术后出现便秘症状。术后发生便秘的确切病因并不清楚，可能与直肠后方的游离有关。术前合并有严重便秘以及严重直肠脱垂的患者，可不局限于直肠固定术，其他的手术方式还有切除缝合固定术、腹侧直肠固定术以及经会阴手术。

（3）直肠固定术联合乙状结肠切除术

在直肠固定术的基础上行乙状结肠切除术的新型术式在1955年由Frykman HM首先开展，在1969年和1989年大规模开展，其复发率低于2%，并发症发生率约为4%，吻合口瘘发生率亦较低。多个回顾性分析发现，本式术后复发率为2%～5%，并发症发生率为0～20%。直肠固定术联合乙状结肠切除术，在并发症发生率轻度升高的同时可以降低复发率，改善术后功能。此外，直肠切除固定术还有不需要植入物、易于操作和可切除冗长的乙状结肠等特点。对于术前有便秘的患者，直肠切除固定术后便秘发生率明显低于单纯直肠固定术。但是该术式应避免在Altemeier术后复发的患者中开展，以防发生缺血性肠病。此外，乙状结肠切除可能降低大便失禁患者的治疗效果，因此肛管压力明显降低或者合并严重便失禁的患者不适合开展本术式。

（4）直肠后方游离补片固定术（Repstein手术）

Repstein手术是将补片置于已经游离的直肠壁，然后将补片固定在骶骨岬水平以下的骶前筋膜上。Repstein手术刚开展时，将长方形的补片在腹膜返折水平包绕直肠前壁，将补片缝合到直肠前壁，然后向上向后提拉直肠，将近端补片双侧缝合到骶前筋膜上面。术后复发率为4%～10%，并发症发生率<50%，并发症的发生可能是由于异物材料放置在直肠前壁导致的。术后并发症包括大肠梗阻、植入材料侵蚀直肠壁、输尿管损伤或纤维化、小肠梗阻、直肠阴道瘘和粪便嵌顿。随后手术方式得到了改良，采用直肠后方固定，将补片一端固定在骶骨，另一端固定在直肠远端旁侧，改良后的手术方式可以获得和先前手术相似的复发率（2%～5%），但是并发症发生率约为20%，并且大多数并发症都很轻微。直肠补片固定术可以改善20%～60%患者大便失禁的症状。

（5）Wells手术

传统Wells手术，采用Ivalon（聚乙烯醇）海绵固定直肠，离断直肠侧韧带。Wells术后并发症发生率很低。然而一项随机对照研究发现Wells手术术后并发症和便秘发生率较直肠缝合固定术高，而且术后复发率并没有降低，所以研究认为Wells手术应该被舍弃。现在Ivalon海绵已经停产。改良Wells手术使用其他材料，如聚酯、聚丙烯和生物网片等。目前Wells手术仍然流行，特别是对于腹腔镜入路的手术。

（6）直肠腹侧固定术

直肠腹侧固定术是治疗直肠脱垂术式中唯一仅进行有限的直肠前方分离的术式，是由D'Hoore和Penninckx发展起来的。此术式是将直肠前壁与阴道壁（或者前列腺）仔细分离，直到会阴体水平，使用合成或生物材料将其固定在直肠前方（肠套叠的部位），然后悬吊直肠至骶骨岬水平。

D'Hoore等的研究报道显示，84%便秘患者术后症状得到改善，并未出现新发便秘。直肠腹侧游离相对于直肠后方游离可以减少对分布于直肠的交感神经以及副交感神经的损伤，所以相对于直肠后方游离，直肠腹侧游离可以改善便秘情况。直肠腹侧固定术与传统直肠缝合固定术有相似的复发率，但是术后便秘改善情况明显较直肠缝合固定术显著。一项纳入728例患者的非随机对照研究的系统综述对比直肠后方游离（或联合直肠固定术）和腹侧直肠补片固定术，结果发现直肠腹侧固定术后复发率为3.4%，而术后便秘发生率相对于直肠后方游离降低约23%。针对这个手术，新的国际共识提出了附加条件，指出该手术仅适用于术前合并便秘或是前盆底解剖异常，如膀胱膨出患者。现在这种手术方式在美国被广泛接受，但是关于这个术式和其他传统手术的长期疗效对比及相关并发症的数据有限。最近一项纳入919名患者的回顾性分析显示，其10年复发率为8.2%，补片相关并发症发生率为4.6%。

（7）经腹入路手术辅助技术

直肠脱垂微创治疗的首次提出是在1992年。腹腔镜辅助下直肠固定术与开放手术的目的相同，均是根治直肠全层脱垂、提高肠道功能和控便能力、降低复发率。结果实质上也相同。对比腹腔镜手术和开放手术的数个研究表明，两者有相似的复发率（4%～8%）和并发症发生率（10%～33%），但是在术后疼痛、住院时间和肠道功能恢复时间等方面，腹腔镜手术获益更明显。

机器人辅助直肠脱垂手术似乎可取得与腹腔镜手术相似的疗效。尽管没有有力的随机对照研究讨论两者的长期复发率，机器人辅助手术可视化效果更优越，缝合和打结的操作更方便。相对于腹腔镜手术，机器人手术具有手术时间长和费用高等缺点，虽然手术时间长可能是学习曲线造成的。近期一项腹腔镜和机器人辅助腹侧直肠固定术的随机对照研究发现，在手术时间和疗效上两者并无差异。一项对于腹腔镜和机器人辅助腹侧直肠固定术的meta分析也表明两者的手术获益并无差异。

（刘智勇　王厚东　王　东）

参考文献

Agachan F, Reissman P, Pfeifer J, et al. Comparison of three perineal procedures for the treatment of rectal prolapse[J]. South Med J, 1997, 90(9): 925-932.

Aitola PT, Hiltunen KM, Matikainen MJ. Functional results of operative treatment of rectal prolapse over an 11-year period: emphasis on transabdominal approach[J]. Dis Colon Rectum, 1999, 42(5): 655-660.

Altemeier WA, Culbertson WR, Schowengerdt C, et al. Nineteen years' experience with the one-stage perineal repair of rectal prolapse[J]. Ann Surg, 1971, 173(6): 993-1006.

Baig MK, Galliano D, Larach JA, et al. Pouch perineal rectosigmoidectomy: a case report[J]. Surg Innov, 2005, 12(4): 373-375.

Boccasanta P, Venturi M, Reitano MC, et al. Laparotomic vs. laparoscopic rectopexy in complete rectal prolapse[J]. Dig Surg, 1999, 16(5): 415-419.

Boons P, Collinson R, Cunningham C, et al. Laparoscopic ventral rectopexy for external rectal prolapse improves constipation and avoids de novo constipation[J]. Colorectal Dis, 2010, 12(6): 526-532.

Bordeianou L, Hicks CW, Kaiser AM, et al. Rectal prolapse: an overview of clinical features, diagnosis, and patient-specific management strategies[J]. J Gastrointest Surg, 2014, 18(5): 1059-1069.

Briel JW, Schouten WR, Boerma MO. Long-term results of suture rectopexy in patients with fecal incontinence associated with incomplete rectal prolapse[J]. Dis Colon Rectum, 1997, 40(10):

1228-1232.

Byrne CM, Smith SR, Solomon MJ, et al. Long-term functional outcomes after laparoscopic and open rectopexy for the treatment of rectal prolapse[J]. Dis Colon Rectum, 2008, 51(11): 1597-1604.

Carter AE. Rectosacral suture fixation for complete rectal prolapse in the elderly, the frail and the demented[J]. Br J Surg, 1983, 70(9): 522-523.

Christiansen J, Zhu BW, Rasmussen OO, et al. Internal rectal intussusception: results of surgical repair[J]. Dis Colon Rectum, 1992, 35(11): 1026-1028.

Chun SW, Pikarsky AJ, You SY, et al. Perineal rectosigmoidectomy for rectal prolapse: role of levatorplasty[J]. Tech Coloproctol, 2004, 8(1): 3-8.

Cirocco WC, Brown AC. Anterior resection for the treatment of rectal prolapse: a 20-year experience[J]. Am Surg, 1993, 59(4): 265-269.

Cirocco WC. The Altemeier procedure for rectal prolapse: anoperation for all ages[J]. Dis Colon Rectum, 2010, 53(12): 1618-1623.

Cunin d, siproudhis l, desfourneaux V, et al. No surgery for full-thickness rectal prolapse: what happens with continence? [J]. World J Surg, 2013, 37(6): 1297-1302.

D'hoore A, Cadoni R, Penninckx F. Long-term outcome of laparoscopic ventral rectopexy for total rectal prolapse[J]. Br J Surg, 2004, 91(11): 1500-1505.

D'hoore A, Penninckx F. Laparoscopic ventral recto(colpo)pexy for rectal prolapse: surgical technique and outcome for109 patients[J]. Surg Endosc, 2006, 20(12): 1919-1923.

Digiuro G, Ignjatovic D, Brogger J, et al. How accurate are published recurrence rates after rectal prolapse surgery? A meta-analysis of individual patient data[J]. Am J Surg, 2006, 191(6): 773-778.

Dulucq JL, Wintringer P, Mahajna A. Clinical and functional outcome of laparoscopic posterior rectopexy (Wells) for full thickness rectal prolapse: a prospective study[J]. Surg Endosc, 2007, 21(12): 2226-2230.

Frykman HM, Goldberg SM. The surgical treatment of rectal procidentia[J]. Surg Gynecol Obstet, 1969, 129(6): 1225-1230.

Frykman HM. Abdominal proctopexy and primary sigmoid resection for rectal procidentia[J]. Am J Surg, 1955, 90(5): 780-789.

Gordon PH, Hoexter B. Complications of the Ripstein procedure[J]. Dis Colon Rectum, 1978, 21(4): 277-280.

Graf W, Karlbom U, PAHLMAN L, et al. Functional results after abdominal suture rectopexy for rectalprolapse or intussusception[J]. Eur J Surg, 1996, 162(11): 905-911.

Hawkins AT, Olariu AG, Savitt LR, et al. Impact of rising grades of internal rectal intussusception on fecal continence and symptoms of constipation[J]. Dis Colon Rectum, 2016, 59(1): 54-61.

Hayden DM, Wexner SD. Rectal prolapse: current evaluation, management, and treatment of historically recurring disorder. In: Steele S, Maykel J, Champagne B, Orangio G, eds. Complexities in Colon and Rectal Surgery: Decision making and Management[M]. New York: Springer Science and Business Media, 2014.

Hsu A, Brand MI, Saclarides TJ. Laparoscopic rectopexy without resection: a worthwhile treatment for rectal prolapse in patients without prior constipation[J]. Am Surg, 2007, 73(9): 858-861.

Hwang YH, Person B, Choi JS, et al. Biofeedback therapy for rectal intussusception[J]. Tech Coloproctol, 2006, 10(1): 11-15.

Jacobs LK, Lin YJ, Orkin BA. The best operation for rectal prolapse[J]. Surg Clin North Am, 1997, 77(1): 49-70.

Kairaluoma MV, Kellokumpu IH. Epidemiologic aspects of complete rectal prolapse[J]. Scand J Surg, 2005, 94(3): 207-210.

Karas JR, Uranues S, Altomare DF, et al. No rectopexy versus rectopexy following rectal mobilization for full-thickness rectal prolapse: a randomized controlled trial[J]. Dis Colon Rectum, 2011, 54(11): 29-34.

Kariv Y, Delaney CP, Casillas S, et al. Long-term outcome after laparoscopic and open surgery for rectal prolapse: a case-control study[J]. Surg Endosc, 2006, 20(1): 35-42.

Khanna AK, Misra MK, Kumar K. Simplified sutured sacral rectopexy for complete rectal prolapse in adults[J]. Eur J Surg, 1996, 162(11): 143-146.

Kim DS, Tsang CB, Wong WD, et al. Complete rectal prolapse: evolution of management and results[J]. Dis Colon Rectum, 1999, 42(4): 460-466.

Kimmins MH, Evetts BK, Isler J, et al. The Altemeier repair: outpatient treatment of rectal prolapse[J]. Dis Colon Rectum, 2001, 44(4): 565-570.

Küpfer CA, Goligher JC. One hundred consecutive cases of complete prolapse of the rectum treated by operation[J]. Br J Surg, 1970, 57(7): 482-487.

Luukkonen P, Mikkonen U, Järvinen H. Abdominal rectopexy with sigmoidectomy vs. rectopexy alone for rectal prolapse: a prospective, randomized study[J]. Int J Colorectal Dis, 1992, 7(4): 219-222.

Madbouly KM, Senagore AJ, Delaney CP, et al. Clinically based management of rectal prolapse[J]. Surg Endosc, 2003, 17(1): 99-103.

Madiba TE, Baig MK, Wexner SD. Surgical management of rectal prolapse[J]. Arch Surg, 2005, 140(1): 63-73.

Mäkelä-Kaikkonen J, Rautio T, Pääkkö E, et al. Robot-assisted vs laparoscopic ventral rectopexy for external or internal rectal prolapse and enterocele: a randomized controlled trial[J]. Colorectal Di, 2016, 18(10): 1010-1015.

Marceau C, Parc Y, Debroux E, et al. Complete rectal prolapse in young patients: psychiatric disease a risk factor of poor outcome[J]. Colorectal Dis, 2005, 7(4): 360-365.

Mckee RF, Lauder JC, Poon FW, et al. Aprospective randomized study of abdominal rectopexy with and without sigmoidectomy in rectal prolapse[J]. Surg Gynecol Obstet, 1992, 174(2): 145-148.

Mcmahan JD, Ripstein CB. Rectal prolapse: an update on therectal sling procedure[J]. Am Surg, 1987, 53(1): 37-40.

Mehmood RK, Parker J, Bhuvimanian L, et al. Short-term outcome of laparoscopic versus robotic ventral mesh rectopexy for full-thickness rectal prolapse: is robotic superior? [J]. Int J Colorectal Dis, 2014, 29(9): 1113-1118.

Novell JR, Osborne MJ, Winslet MC, et al. Prospectiver and omized trial of Ivalon sponge versus sutured rectopexy for full thickness rectal prolapse[J]. Br J Surg, 1994, 81(6): 904-906.

Pidala MJ, Rectal Prolapse. In: Bailey HR, Billingham RP, Stamos MJ, Snyder MJ, eds. Colorectal Surgery[M]. Philadelphia: Elsevier Saunders, 2013.

Purkayastha S, Tekkis P, Athanasiou T, et al. A comparison of open vs. laparoscopic abdominal rectopexy for full thickness rectal prolapse: a meta-analysis[J]. Dis Colon Rectum, 2005, 48(10): 1930-1940.

Raftopoulos Y, Senagore AJ, Di Giuro G, et al. Recurrence rates after abdominal surgery for complete rectal prolapse: a multicenter pooled analysis of 643 individual patient data[J]. Dis ColonRectum, 2005, 48(6): 1200-1206.

Ripstein CB, Lanter B. Etiology and surgical therapy of massiveprolapse of the rectum[J]. Ann Surg, 1963, 157(2): 259-264.

Ris F, Colin JF, Chilcott M, et al. Altemeier's procedure for rectal prolapse: analysis of long-term outcome in 60 patients[J]. Colorectal Dis, 2012, 14(9): 1106-1111.

Samaranayake CB, Luo C, Plank AW, et al. Systematic review on ventral rectopexy for rectal prolapse and intussusception[J]. Colorectal Dis, 2010, 12(6): 504-512.

Sayfan J, Pinho M, Alexander-Williams J, et al. Sutured posterior abdominal rectopexy with sigmoidectomy compared with Marlex rectopexy for rectal prolapse[J]. Br J Surg, 1990, 77(2): 143-145.

Schlinkert RT, Beart RW, Wolff BG, et al. Anterioresection for complete rectal prolapse[J]. Dis Colon Rectum, 1985, 28(6): 409-412.

Senagore AJ. Management of rectal prolapse: the role of laparoscopic approaches[J]. Semin Laparosc Surg, 2003, 10(4): 197-202.

Solla JA, Rothenberger DA, Goldberg SM. Colonic resection in the treatment of complete rectal prolapse[J]. Neth J Surg, 1989, 41(6): 132-135.

Solomon MJ, Young CJ, Eyers AA, et al. Randomized clinical trial of laparoscopic versus open abdominal rectopexy for rectal prolapse[J]. Br J Surg, 2002, 89(1): 35-39.

Tobin SA, Scott IH. Delorme operation for rectal prolapse[J]. Br J Surg, 1994, 81(11): 1681-1684.

Tou S, Brown SR, Malik AI, et al. Surgery for complete rectal prolapse in adults[J]. Cochrane Database Syst Rev, 2008, 8(4): CD001758.

Tou S, Brown SR, Nelson RL. Surgery for complete (full-thickness) rectal prolapse in adults[J]. Cochrane Database Syst Rev, 2015, 11(11): CD001758.

Van Iersel JJ, Paulides TJ, Verheijen PM, et al. Current status of laparoscopic and robotic ventral mesh rectopexy for external and internal rectal prolapse[J]. World J Gastroenterol, 2016, 22(21): 4977-4987.

Varma M, Rafferty J, Buie WD. Practice parameters for the management of rectal prolapse[J]. Dis Colon Rectum, 2011, 54(11): 1339-1346.

Watts AMI, Thompson MR. Evaluation of Delorme's procedure as atreatment for full-thickness rectal prolapse[J]. Br J Surg, 2000, 87(2): 218-222.

Wells C. New operation for rectal prolapse[J]. Proc R Soc Med, 1959, 52(8): 602-603.

Womack NR, Williams NS, Holmfield JH, et al. Pressure and prolapse the cause of solitary rectal ulceration[J]. Gut, 1987, 28(10): 1228-1233.

Yoshioka K, Ogunbiyi OA, Keighley MR. Pouch perineal rectosigmoidectomy gives better functional results than conventional rectosigmoidectomy in elderly patients with rectal prolapse[J]. Br J Surg, 1998, 85(11): 1525-1526.

第五章 直肠前突

第一节 直肠前突的概述

直肠前突（Rectocele, RC）是指直肠壶腹部远端呈囊袋状突向前方（阴道），深度＞6mm，又称直肠膨出，是盆底松弛综合征的一种（图5-1）。本病多见于中老年女性，以排便困难为主要表现，发病率为75%～81%；男性很少患此病，一般多见于前列腺摘除者。有些患者临床症状并不明显，20%～81%直肠前突患者因无排便困难症状，故未来就诊，所以其确切发病率并不清楚。

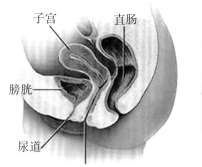
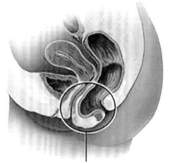

正常女性骨盆　　　　　　　　　　　　直肠前突

子宫　直肠

膀胱

尿道

图5-1 直肠前突

RC是女性比较常见的出口梗阻性便秘的原因之一，占女性功能性排便障碍性疾病的30%～60%。

按发生的解剖位置分类，直肠前突可分为高、中、低位3种，可以单独或合并存在。

（1）高位：多由阴道上1/3、主韧带、耻骨膀胱宫颈韧带撕裂或病理扩张所致，常伴有内疝、阴道内翻或尿道脱垂。

（2）中位：多见，常由产伤引起，但通常与会阴和盆隔损伤无关，亦与上方盆腔脏器的稳定性、主韧带及耻骨膀胱宫颈韧带损伤无关。中位直肠前突的直肠阴道隔薄弱区呈圆形或卵圆形，多位于肛提肌上3～5cm。

（3）低位：多由分娩时会阴撕裂所致，常伴有肛提肌、球海绵体肌及会阴附着点撕裂，冗长的黏膜裂开或外翻于阴道外。其中仅阴道黏膜裂开而不累及直肠者称假性直肠前突。单独的直肠前突较少见，更常见的是与其他盆底松弛性或痉挛性便秘如直肠内脱垂、盆底痉挛综合征、耻骨直肠肌综合征同时存在。Johanson统计1397例排便造影结果显示，仅23%患者为单独存在直肠前突，合并直肠内脱垂和直肠脱垂者各占6.7%和22.3%。

第二节　直肠前突的发病机制

女性直肠前壁由直肠阴道隔支持，直肠阴道隔（Recto-vaginal septum，RVS）是位于阴道后壁和直肠前壁之间的一层筋膜，起始于子宫颈和骶、主韧带的后缘，向下延伸至会阴体，最后附着于会阴体的边缘及两侧肛提肌筋膜表面（张东铭，2007）。此层筋膜内含致密的胶原蛋白、丰富的平滑肌和弹性纤维。成人直肠阴道隔上、中、下段的厚度分别为（4.8±3.6）mm、（8.1±3.2）mm和（5.5±2.2）mm。额状位呈倒置的梯形，上宽下窄，其上端固定于宫颈周围结缔组织环，并借宫骶韧带连于骶骨骨膜，是悬吊支持阴道后壁的重要结构。粪便在排便压的驱动下排出，由于骶曲的影响，下行粪块的垂直分力为排便的动力，而水平分力则作用于直肠前壁。若直肠阴道隔内筋膜和交叉纤维受损，就会导致直肠前突。直肠前突的病因学说有很多，一般认为其发病与下列因素有关。

一、先天因素

直肠阴道隔先天性发育不良。

二、年　龄

直肠前突的好发年龄平均为43.3岁。研究表明，雌激素是维持筋膜组织张力、胶原含量、血供和神经再生所必需的因素。随着年龄的增长，雌激素分泌减少，导致直肠阴道隔的支持组织发生退行性变，组织张力降低，失去弹性。若合并便秘或其他增加腹内压的因素，则极易发生直肠前突。

三、分　娩

用力分娩时，特别是分娩多胎或巨大儿时，易造成肛提肌交叉纤维撕裂、会阴筋膜极度伸展或撕裂，从而损伤直肠阴道隔，导致其抵御排便水平分力的作用减弱，使直肠前壁逐渐向前突出。统计结果显示，93%的经产妇有不同程度的RC，77%的患者多在产后发病。吉岗和彦报道的27例RC中，除1例外均有分娩史。Zimmerman指出，在胎头下降过程中，巨大的力量压迫在具有悬吊功能的宫骶韧带上，随着分娩动作连续进行，RVS从宫骶韧带侧方和宫颈周围结缔组织环中央横向分离；当胎头娩出后，RVS已向下移位至会阴，直肠阴道壁已失去RVS的支持。

所以，分娩时过分伸展所致的RVS撕裂和分离是大多数RC发病的原因。RVS撕裂可发生在各种部位，最常见的是RVS远端1/2或1/3直线性撕裂，多发生在中部，常伴明显的会阴体分离。

四、慢性便秘

正常排便时，会阴下降不超过2cm，阴部神经受拉伸展不超过12%。慢性便秘患者长期、过度地用力排便。用力排便时，会阴下降常超过2.5cm，阴部神经受拉伸展则达31.3%。如此反复牵拉，将导致阴部神经功能减退或器质性损害，使其支配的肛提肌、肛门外括约肌收缩力逐渐减弱，对抗性下降。长期用力排便，必然导致直肠阴道隔对抗水平分力的能力下降，形成直肠前突。

五、直肠阴道压力升高

在某些情况下，阴道支持层面受到损害，尤其是肛提肌受损或薄弱，将会出现两种结果：①肛提肌不再关闭阴道，阴道前壁的压力不再与阴道后壁的压力保持平衡，直肠内压与开放的阴道内压不相匹配，即直肠-阴道压力梯度升高，压力就会作用于直肠阴道间结缔组织，在此种情况下，如结缔组织存在缺陷，就会发生直肠前突。远端增加的腹压作用于受损的会阴体上将导致严重的直肠前突和会阴下降。②提肌裂孔扩大，裂孔的封闭组织遭到破坏，腹压侵入提肌隧道，不断作用于直肠阴道间结缔组织并加重其负担。久而久之，可导致结缔组织变性和崩解。因为阴道是负压（不含空气），而直肠为正压，直肠-阴道压力梯度升高，即可导致直肠前壁向阴道前突，形成直肠前突。

除上述因素外，直肠前突的发病还与直肠阴道壁普遍薄弱或退化、阴道黏膜以及黏膜下组织萎缩、阴部神经变性以及既往手术等因素有关。

第三节 直肠前突的诊断

一、临床表现

直肠前突的患者可有多种临床表现（表5-1），因此对直肠前突患者的评估需要采集详细的病史，包括生产史、既往盆腔和腹部手术史以及过去非手术治疗的情况。要详细了解患者的肠道和泌尿系统功能，包括使用标准化的肠道功能和泌尿系统功能调查表。

表5-1　直肠前突的临床表现

系　　统	临床表现
胃肠道	长期便秘
	大便不尽感
	辅助排便，需压迫会阴或阴道
胃肠道	大便失禁
	直肠脱垂

系　　统	临床表现
泌尿生殖系统	尿失禁
	排尿困难
	阴道出血
	阴道膨出物
	阴道内有肿块感
其他	盆腔或会阴疼痛
	性交痛
	腰骶部疼痛

有些患者直肠前突存在多年而无任何症状。当粪便陷入向阴道前突的直肠腔内时，才出现症状。

（1）排便困难。这是直肠前突最主要的症状。部分患者需在肛周或阴道内加压帮助排便，甚至将手指伸入直肠内挖出粪块，这是直肠前突特有的症状。

（2）排便不尽感。直肠前突患者排便时粪便易嵌入前突的囊袋中，导致粪便难以排尽，从而用力排便，加重直肠前突，形成恶性循环。

（3）排便间隔时间长。部分直肠前突患者存在不同程度的阴部神经受损，只有产生足够多的粪便时才能产生有效刺激，促进排便。

（4）肛门坠胀感。粪便积聚在直肠前突的囊袋中，患者会有肛门坠胀感。

（5）腹胀。部分患者排气可能也会受影响，从而产生不同程度的腹胀。

二、体格检查

外观和窥器检查可见患者用力屏气时突出的阴道后壁；肛门阴道双合诊是诊断直肠前突的基础；直肠指诊可评估直肠张力，检查时可以感觉到直肠前壁空虚并突向阴道，特别是在患者用力排便或咳嗽时。直肠阴道检查可发现薄弱的直肠阴道隔。

三、辅助检查

（一）排粪造影

排粪造影（Defecography）是诊断直肠前突可靠的影像学依据。通过向患者直肠内注入造影剂，对患者排便时肛管直肠部位进行动、静态相结合的观察。患者于检查前一天晚上8：00—10：00冲服泻剂，以清除肠内积粪。检查时，患者侧卧于胃肠机检查床上，检查者经其肛门插管灌入硫酸钡悬液，使灌肠液进入乙状结肠和降结肠远端后拔出导管。让患者背向医务人员端坐于排粪造影桶上，调整患者位置，使其双侧股骨头重合，分别摄取静息、提肛、力排充盈、力排黏膜直肠侧位片，必要时摄正位片。正常直肠前突深度＜5mm。

根据1999年全国便秘诊治新进展学术研讨会拟定的标准，可将直肠前突分为3度：直肠前突6～15mm为轻度；直肠前突16～30mm为中度；直肠前突＞30mm为重度。

陈朝文等又根据排粪造影结果将直肠前突分为3型。Ⅰ型：指状前突或直肠阴道隔孤立疝出；Ⅱ型：大的囊袋状前突，直肠阴道隔松弛，直肠前壁黏膜脱垂，Douglas窝凹陷，常伴有阴道后壁疝；Ⅲ型：直肠前突伴有黏膜脱垂或直肠脱垂。

（二）腔内超声

腔内超声检查时不会改变肛管直肠解剖结构，可获得肛管直肠壁各层次（包括黏膜、肛门内外括约肌、耻骨直肠肌以及膀胱、阴道、前列腺）的清晰影像，操作简单，患者无须做任何准备，痛苦小，检查快速，价格便宜。与磁共振成像相比，在肛门内括约肌的测量方面二者效果相近。但对于解剖的结构层次，超声内镜较为清晰，因此超声被广泛应用于肛门括约肌的功能评价。

（三）直肠肛管测压

受试者取左侧卧位，测压前尽量排空大便，不要行灌肠、肛门直肠指诊等干扰括约肌功能的操作。应用灌注式、气囊式或固态微传感器，测定肛门括约肌静息压、主动收缩压、排便压、直肠气囊注气后引出的肛门直肠抑制反射，以及对直肠气囊注气或注水后的感觉阈值、紧迫感和最大耐受量。功能性排便障碍患者肛管静息压降低，排便阈值和最大耐受容量增高，表明功能性排便障碍患者可能存在肛门内括约肌损伤和直肠感觉功能的减退。直肠的低敏感性和高耐受性可能是功能性排便障碍的发病因素。

第四节　直肠前突的治疗

目前，临床上对于轻度的直肠前突多采用保守治疗，中重度直肠前突主要采取手术治疗。

一、非手术治疗

（一）饮食调节

多饮水，每日饮水总量达2000～3000mL；多吃富含纤维的蔬菜和水果。

（二）运动疗法

加强运动，如散步、慢跑、仰卧起坐、太极拳、深呼吸等以促进消化排便，避免久坐、久站。

（三）药　物

（1）缓泻剂。如果患者合并肠道症状，可用缓泻剂，如乳果糖。

（2）肠道微生态制剂。如益生菌。

（3）中药。补中益气汤、升陷汤加减方治疗轻度直肠前突疗效显著。

（4）栓剂。栓剂使用时需放在阴道内，使其在阴道内占据一定空间，并对周围组织施加一定压力，不但将阴道上段顶起，而且将阴道后壁压向后方。这类栓剂适合于排便前需要向上压迫会阴的患者。尽管栓剂使用非常普遍，但至今仍缺乏探讨其临床效果的随机对照研究。

（四）生物反馈训练

生物反馈治疗在1987年由Blei jenberg首次应用于临床，治疗盆底痉挛综合征引起的便秘。生物反馈是通过工程技术手段，把不被感知的生理和病理性活动转化为声音、图像等可被感知的形式，以指导某些功能障碍性疾病的恢复训练。生物反馈在临床已被广泛应用，平均有效率为73%～76%。循证医学已证实，生物反馈是治疗盆底肌功能障碍所致便秘的有效方法。常用的生物反馈治疗仪是加拿大Urostym生物反馈治疗仪，治疗时间为20min/次、2次/d，10次为1个疗程。

（五）骶神经刺激

外括约肌和盆底肌受来源于脊髓骶段的骶神经支配。刺激骶神经可使左1/3横结肠、降结肠和直肠肛管的神经纤维被刺激，导致直肠收缩和排便，缩短排便时间；骶神经刺激也可改善乙状结肠蠕动，减少便秘的发生，从而一定程度上改善直肠前突的症状。但此方法治标不治本，因此仅适合轻度直肠前突的患者。

（六）注射疗法

（1）硬化剂注射治疗。用稀释的消痔灵（2份消痔灵加1份1%普鲁卡因溶液）分别注射于直肠前壁齿状线上1cm处及相应的11点、1点时位黏膜下层，对注射部位用手轻轻按摩，消炎栓1支置入肛内。

（2）肉毒素注射治疗。意大利学者采用肉毒毒素治疗直肠前突。患者取左侧卧位，在经直肠内超声引导下将总量30U的肉毒毒素A注入3个部位，即两侧耻骨直肠肌和肛门外括约肌前部，治疗时不需要镇静和局麻。肉毒毒素治疗直肠前突所致的排便障碍疗效显著，它能减轻耻骨直肠肌的异常收缩，恢复患者的排泄功能。

二、手术治疗

经正规的非手术方法治疗后症状不缓解者和中、重度RC患者需考虑外科手术治疗。

（一）手术治疗的适应证

适应症：①需用手指经直肠、阴道和（或）会阴部支持协助直肠排空者。②直肠指诊、排粪造影或盆腔CT显示直肠前壁呈囊袋状向前突出者。③排粪造影或CT显示RC≥3.1cm者。④排粪造影时，RC内有钡剂残留者。

（二）手术治疗的相对禁忌证

禁忌症：①合并结肠慢运输者。②有反常肛门括约肌收缩者，如盆底痉挛综合征、肛门痉挛患者。③需使用泻药或灌肠帮助排粪者。

（三）手术治疗的目的

手术治疗目的在于消除薄弱区，加固直肠阴道隔，通过修复盆底解剖缺陷，改善与脱垂相关的排便和性交功能障碍。手术虽然可以成功地消除或减轻直肠前突，但由于可能存在一些与脱垂无关的内在功能性因素，所以患者的症状不一定缓解。而某些手术步骤，如肛提肌加固甚至可能导致术后出现性交痛。因此，术前应该向患者交代上述风险。

（四）手术方式

RC的手术方法众多，按照手术入路不同可分为经肛门手术、经阴道手术、经腹部手术和经会阴手术。

四类不同的手术方法各具特点：经肛门手术操作简单，能同时处理伴随的其他直肠肛管疾病，但可能出现严重出血等并发症；经阴道手术可取得较好的解剖修复效果，但存在发生术后性交痛等风险；经腹部手术的优势在于可以精细地进行盆腔操作，劣势在于无法切除直肠内冗长的黏膜组织；而经会阴手术虽少有术后性交痛的发生，但对盆腔或直肠内疾病均无治疗作用。

因此，很难确定治疗RC的最佳术式，需要权衡利弊，选取适当的手术方法。

1. 经肛门路径修补术

1967年Marks首次报道了经直肠手术修补直肠前突，传统的Sehapayak法、Khubchandani法和Block法现已少用。随着外科医师经验的积累和吻合器技术的进步，新的术式不断产生，主要包括经肛吻合器直肠切除术（Stapled transanal rectal resection，STARR）、Transtar术、TST STARR+术以及经肛门腔镜切割缝合器直肠前突修补、黏膜固定术（Bresler术）。

（1）前突囊颈部贯穿结扎术。此术式手术过程如下：充分扩肛后，用拉钩拉开肛门，暴露直肠前突，右手持组织钳经肛门伸入前突囊袋内钳夹前突底部黏膜层，左手食指伸入阴道内，指尖置于前突顶部做引导，将前突向直肠方向推送，这样前突囊袋底部即显露出来，牵拉组织钳将囊袋底部黏膜牵拉呈天幕状后，用大弯血管钳沿直肠纵轴方向从根部钳夹，用圆针7号线从钳下进针贯穿结扎，取消痔灵和1%普鲁卡因1:1混合液3～5mL注入结扎处黏膜下层，再用血管钳压挫成薄片状。再分别于结扎处的上、下、左、右部位黏膜下层注入1:1消痔灵和普鲁卡因混合液3～5mL。

（2）开放式修补术。该术式主要通过在直肠前壁齿状线上游离一纵形黏膜瓣或黏膜肌瓣，然后折叠缝合薄弱的直肠阴道隔。

①Sehapayak法：在前正中齿状线上缘向上纵行切开直肠前壁5～7cm，深达黏膜下层，显露肌层，并向两侧游离黏膜各1～2cm，用可吸收线缝合直肠前壁肌肉及左右肛提肌（4～6针），收紧打结，加强直肠阴道隔。然后剪去多余黏膜，缝合。该方法适合于直肠前突较小的患者的治疗。

②Khubchandani法：首先用电刀在齿状线处作2～3cm长的横切口，然后在切口两端向上各做约6～7cm的纵切口，深达黏膜下层，再游离出一个基底较宽的U形黏膜瓣。用可吸收线横行（左右）缝合3～4针，再垂直（上下）缝合2～3针，然后剪去多余黏膜瓣，缝合。该术式多用于治疗较大的直肠前突（>30mm）。

开放式修补术由于存在游离黏膜瓣或黏膜肌瓣层面不易把握、出血较多、手术时间长等缺点，目前应用越来越少。

（3）闭式修补术（Block法）。通过在直肠前壁齿状线上纵行作深达肌层、连续锁边的缝合折叠，以修补薄弱的直肠阴道隔。Block术操作简便、出血少，但主要适用于较小的直肠前突的治疗。

（4）SultiVan法。此手术方式是由SultiVan于1968年首先开展的。在直肠前突部从一侧黏膜进针，穿进肌层，再从另一侧出针，间断缝合加强直肠肌层的纵行折叠，消除直肠阴道隔的薄弱区。此方法主要适用于前突程度较轻者。

（5）经肛门腔镜切割缝合器直肠前突修补、黏膜固定术（Bresler术）。Bresler术最早由法国学者Bresler于1993年提出，是利用一把直线缝合器纵行切除直肠前壁冗长的黏膜、黏膜下层和部分肌层，同时用钛钉闭合并缝合切割线，达到修补并加固直肠阴道隔的目的。该手术实质上综合了传统的经肛门开放式直肠前突修补和闭式修补法的方法和原理，治疗RC简单、安全，具有良好的近期和远期疗效，但不足之处是吻合口易形成肉芽肿和出血。近年，国内开始有改良Bresler术的报道，改良Bresler术取得了满意的近期疗效，且无严重并发症发生，展现了良好的应用前景。

（6）痔上黏膜环切术（Prolapse and hemorrhiods，PPH）。自从1998年Longo提出PPH治疗肛肠类病变后，该手术得到了广泛的应用。PPH手术方式如下：充分扩肛后，置入透明肛镜并将其用丝线固定于肛周皮肤上。以直肠前突凹陷最深处为基点，在缝合器导引下于直肠黏膜下缝1周荷包缝线，缝合深度为直肠肌层间，不要穿透肠壁全层。置入PPH痔吻合器，收紧荷包线打结，自侧孔引出，轻轻拉紧，旋紧吻合器，手指探查阴道后壁防止被牵拉套入吻合器内，以免损伤或引起直肠阴道瘘；打开保险，击发吻合器，保持击发状态30s后，旋松吻合器，逐渐退出。由于PPH切除直肠壁容积（包括深度和高度）受限，远期疗效欠佳。

（7）经肛吻合器直肠切除术（Stapled transanal rectal resection，STARR）。该术式主要用来治疗中、重度直肠前突，是意大利学者A．Longo提出的用于治疗直肠前突的新术式，该术式采用两把PPH吻合器，分别切除直肠中下端前壁和后壁冗长、脱垂的黏膜和黏膜下层，缩小了直肠前突的宽度与深度，同时吻合口使黏膜下层与肌层瘢痕粘连，加强了直肠前壁的力量，减轻了直肠前突的程度。STARR手术有效率达58%～90%。

2. 经阴道路径修补术

（1）经阴道后壁三角形切除缝合修补术。手术方式如下：食指先经直肠摸及前突的范围和深度，自阴道外口皮缘处作3～5cm横切口，后壁两侧呈等腰三角形。纵行切口长4～5cm，分离阴道后壁，形成一个上窄底宽的刨面，要掌握薄分离阴道后壁的技术，以防损伤直肠前壁。术毕用0号肠线间断缝合阴道后壁纵切口，底边切口上下间断缝合，消灭直肠突向阴道的薄弱区。

（2）纵切横缝术。手术方式如下：于阴道后壁黏膜与皮肤交界处切开，黏膜作长约3cm的纵形切口用组织钳提起切口两边黏膜，游离黏膜，充分暴露阴道后壁肌肉，以圆针用可吸收线作荷包缝合，彻底止血，修复切口边缘，将黏膜切口最上缘提起，与阴道口皮肤作横行缝合。

（3）经阴道入路行U-V直肠前突修补术。手术方式如下：沿阴道外口黏膜与皮缘交界线内侧0.5cm处U形切开阴道后壁，并延长两侧切口至前突部位上端，同时左手食指在肛门内引导，分离阴道后壁与直肠前壁。用5-0薇荞线双线荷包缝合直肠前壁黏膜，并将下降的会阴充分上提，注意切勿穿透直肠。充分暴露两侧肛提肌后，再双线分别间断缝合两侧肛提肌，将U形阴道后壁黏膜修剪成V形。单线间断缝合V形切口，注意阴道口处直径不得小于2.5cm。

3. 经会阴路径修补术

经会阴路径修补术主要包括传统的经会阴修补术（Transperineal repair，TPR）和经会阴补片植入术。TPR需在阴道口背侧做一横向弧形切口，将阴道后壁与会阴体、直肠阴道隔分离至子宫颈水平，再缝合两侧的肛提肌筋，膜，使其向中线聚集，并修复、重建会阴体以加固直肠阴道隔薄弱区。虽然早在1996年就有经会阴补片植入术的报道，但此术式并未得到广泛开展，相关文献报道较少。随后的几项小样本研究表明，经会阴路径植入合成补片或生物补片均可获得良好的近期疗效，这与经阴道补片植入术相似，但经会阴生物补片植入术可以避免发生合成补片相关的并发症，在降低并发症方面可能更具优势。

4. 经腹部路径修补术

传统的直肠悬吊固定术需要广泛游离直肠后壁，可能因损伤神经而致便秘加重或出现新发便秘，文献报道其发生率为30%～50%。自2004年Dhoore等报道腹腔镜直肠悬吊固定术可取得良好疗效以来，多项研究均得出相似结论。法国学者Wong等利用此术式治疗84例复杂性RC患者，术后29个月便秘并发症由83%下降至46%，且无新的便秘症状产生。机器人手术是近年新兴的一种手术方式，具有三维放大、震颤滤过、清晰显示盆底重要结构等固有优势，其与腹腔镜手术在中转开腹率、复发率和功能预后（如大便失禁排便障碍和性功能影响等）方面均无显著差异，虽然机器人手术时间长、费用高，但其可在狭小的盆腔范围内进行更为精细的操作，术中出血更少，对于治疗复杂性RC具有安全可行的优势。

直肠前突术后并发症分为手术并发症和功能性并发症。

（1）手术并发症：包括出血、感染、输尿管损伤、复发、直肠阴道瘘、补片糜烂、括约肌损伤、阴部神经损伤等。

（2）功能性并发症：包括性交痛、大便失禁、便秘、排便困难。

（五）新技术展望

近年来，随着对该类疾病研究的不断深入，新的观点和假说应运而生，主要有"吊床"维持和"桥"式结构建立等。1992年Delancey提出了阴道三个水平理论（图5-1），将支持阴道的筋膜、韧带等组织分为三个水平，人们开始注意进行3个层面的修补。采用经腹直肠悬吊术、盆底抬高加固术、脱垂子宫悬吊术、盆底疝腔闭合术等综合外科治疗手段，能够确切改善排便困难这一难题。近年来，治疗直肠前突的新术式不断涌现，如经阴道后路悬吊术、骶棘韧带固定术、子宫（阴道穹）骶骨悬吊术和骶尾肌筋膜固定术等。这些新的手术方法重建了盆底支持组织，不同程度地改善了盆底功能，降低了术后复发率。

"一层面"缺陷修补适用于合并阴道顶端支持组织缺陷而导致阴道穹窿膨出的患者。"三层面"缺陷修补为阴道后壁/直肠膨出修补，即直肠阴道隔修补术，包括经阴道和经肛门两条途径。在经阴道途径中，除经典的阴道后壁修补外，还可采用特定部位修补、中线筋膜修补及阴道后壁的"桥式"缝合修补，对于重度阴道后壁膨出和修补术后复发者可行加用补片（Mesh）的阴道后壁修补术。

1. PPH联合直肠黏膜套扎

在完成PPH术后，再于吻合口上方，用传统枪式痔疮套扎器胶圈套扎直肠前壁的松弛黏膜。直肠前壁将更加绷紧，彻底消除了前突囊袋，同时套扎部位黏膜坏死脱落，局部通过无菌性炎症反应，形成"铆钉样"瘢痕，进一步增强直肠前壁强度。该术式适用于中、重度直肠前突患者的治疗。

2. Transtar术

Transtar术是STARR的一种改良术式，采用CCS-30 Contour transtar弧形

吻合器，可达到切除更多组织的目的。Transtar术在短期内可以缓解患者症状，显著改善生活质量，急便感发生率和复发率低，但由于术后存在危及生命的直肠出血风险，所以Transtar手术的安全性问题仍不能忽视。在任东林教授等学者的相关研究中，术后78%的患者对手术效果表示满意，Wexner便秘评分也显著下降，吻合口出血、急便感等并发症的发生率和术后复发率降低。但由于目前此术式开展较少，远期疗效尚需进一步研究证实。

3. 改良Bresler术

Liu等采用Bresler术与part-starr联合治疗RC合并直肠内套叠的患者，结果表明联合术式虽然平均手术时间长，但术后6个月在Wexner便秘评分、满意度、排粪造影三方面均优于STARR术式，显示出更佳的远期疗效，不过此结果尚需大样本、多中心随机研究的验证。

图5-2为改良Bresler术病例分享。女性，52岁，因"排便困难十余年"入院。肛门查体如下。指诊：直肠前突3～4cm，肛门镜提示直肠黏膜松弛。排粪造影提示："直肠前突4.5cm"，直肠黏膜松弛，会阴下降；肛门测压提示排便时见反常收缩。诊断：排便障碍型便秘。行经肛门改良Bresler术。

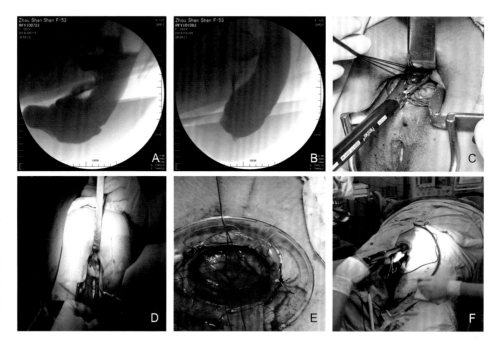

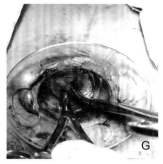 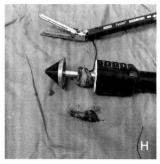

A.术前排粪造影；B.术后半年排粪造影；C.直线切割闭合器切除直肠前壁黏膜；D.直肠前壁术后创面；E.直肠后壁降落伞式荷包缝合；F.直肠后壁部分STARR；G.术后创面；H.术后标本。

图5-2　经肛门改良Bresler术

五、预　防

（1）养成良好的排便习惯。良好的排便习惯尤为重要，要做到每日定时排便，每次排便时间控制在5～10min，不随意延长排便时间，在如厕时看书、读报、吸烟等可分散和减弱排便反射，影响排便效果。

（2）积极预防和治疗便秘。为了预防便秘的发生，在平时应做到生活有规律，排便有时间，保证适量运动，注意合理进食，减少脂肪摄入量，多吃新鲜蔬菜、水果等含粗纤维较多的食物。每晚睡觉前最好能揉腹10～15min，以刺激肠道蠕动。

（3）不要长期应用各类接触性泻药，如大黄、番泻叶等。

（4）加强自我保健意识，延缓盆底组织退行性变的发生。在女性即将进入更年期前，应适量补充雌激素，如多食豆类食品或服用一些补中益气的保健品；保持心情愉快、舒畅，放松身心；经常做缩肛、下蹲动作锻炼盆底肌肉组织，防止盆底组织松弛退变。

（徐　栋　邓　群）

参考文献

Barhet M, Portier F, Heyries L, et al. Dynamic anal endosonography may challenge defecography for assessing dynamic anorectal disorders: results of a prospective pilot study[J]. Endoscopy, 2000 , 32 (4): 300-305.

Block IR. Transrectal repair of rectocele using obliterative suture[J]. Dis Colon Rectum, 1986, 29(11): 707-711.

Bresler L, Rauch P, Denis B, et al. Treatment of sub-levator rectocele by transrectal approach. Value of the automatic stapler with linear clamping [J]. J Chir (Paris), 1993, 130(6,7): 304-308.

Chiarioni G, Heymen S, Whitehead WE. Biofeedback therapy for dyssynergic defecation[J]. World J Gastroenterol, 2006, 12(44): 7069-7074.

Faigel DO. A clinical approach to constipation[J]. Clin Comerstone, 2002, 2(4): 11-21.

Fox SD, Stanton SL. VauIt prolapse and rectocele: assessment of repair using sacrocolpopexy with mesh interposition[J]. BJOG, 2000, 107(11): 1371-1377.

Kim KS, Park MI, Kim SE, et al. Successful surgical repair of anterior rectocele in patient with constipation[J]. J Neurogastro-enterol Motil, 2013, 19(3): 405-406.

Leeman SD, Westermann C, Karram MM. Rectoceles and the anatomy of the posteriorvaginal wall: revisited [J]. Am J Obstet Gynecol, 2005, 193(6): 2050-2055.

Read NW, Abouzekry I, Read MG. et al. Anorectal function in elderly patients with fecal impaction[J]. Gastroenterology, 1985, 89(5): 959-966.

Read RC. 疝病学：历史现状和未来[J]. 中国实用外科杂志，2010，30(7): 558-561.

Wong MT, Meurette G, Rigaud J, et al. Robotic versus laparoscopic rectopexy for complex rectocele: a prospective comparison of short term outcomes[J]. Dis Colon Rectum, 2011, 54(3): 342-346.

Zimmerman CW. Posterior vaginal reconstruction usting uterosacral colpopexy: The new posterior repair[M]. The first Sino-American meeting of pelvic reconstructive and gynecologic surgeries, 2005.

陈朝文. 直肠前突的诊断和手术方法评价[J]. 中国临床医生杂志，2007，35(3): 16-18.

陈文平，毛宽荣. 直肠黏膜多点结扎在盆底松弛性疾病治疗中的应用研究[M]//中华中医药学会，中国肛肠病研究心得集. 北京：中医古籍出版社，2011.

邓群，刘智勇，任华，等. 改良Bresler术治疗直肠前突合并直肠粘膜松弛的疗效评估[J]. 中华结直肠疾病电子杂志，2017，6(1): 28-31.

龚苏. 肉毒毒素治疗阻塞便型直肠前突[J]. 医学信息（上旬刊），2002，15 (1): 34.

郭小草，吴卫兰，赵志忠. 直肠肛管测压在功能性便秘中的应用进展[J/OL]. 中华临床医师杂志：电子版，2017，11(1): 144-147.

黄乃健. 中国肛肠病学[M]. 济南：山东科学技术出版社，1996.

吉冈和彦，早田和训，松井阳一，等. Rectocele生理学、解剖学探讨[M]. 日本大肠肛门病会，1991.

李实忠. 直肠前突与盆底松弛[J]. 中国肛肠病杂志，1993，13(5): 19.

林友彬，杨中权. STARR手术在直肠前突治疗中的应用[J]. 结直肠肛门外科，2009，15 (3): 165-166.

刘娟，姚秋园，李贞祥. 升陷汤加减方治疗轻度直肠前突的临床观察[J]. 中国中医药科技，2017，24(3): 344-346.

刘涛，刘文忠，刘玲. 贯穿结扎消痔灵注射治疗直肠前突[C]//中西医结合肛肠病研究新进展. 辽宁：辽宁出版社，2000: 386-387.

刘韦成，黄乐，张秋雷，等. STARR术与Bresler术治疗出口梗阻型便秘的短期疗效比较[J]. 临床外科杂志，2014，22(4): 250-259.

卢任华. 排粪造影的检查方法及临床应用[J]. 中国实用外科杂志，1993，13(12): 708.

潘沈玉，张锦荣. 硬化剂注射治疗直肠前突80例[C]//中西医结合肛肠病研究新进展. 辽宁：辽宁沈阳市肛肠医院，2000: 382-383.

钱群，江从庆. 出口梗阻型便秘的手术方式[J]. 临床外科杂志. 2013，21(4): 242-243.

戎兴元. 72例直肠膨出的排粪造影分析[J]. 中国肛肠病杂志，1995，15(1): 23.

戎兴元. 姚忠民，贺诚. 72例直肠膨出的排粪造影分析[J]. 中国肛肠病杂志，1995，15(1): 23-24.

宋健健，辛学知，刘钧宁，等. 直肠前突型便秘的手术治疗[J]. 中国肛肠病杂志，2016，36 (1): 56-58.

唐学贵，赵自星. 经阴道纵切横缝术修补直肠前突治疗顽固性便秘97例[J]. 成都中医药大学学报，2001，24(4): 35.

吴殿文，法焕卿，张学东. PPH联合直肠黏膜套扎治疗直肠前突36例临床观察[J]. 中华结直肠疾病电子杂志，2017，6 (3): 221-225.

肖雄军. 直肠前突的病因学说[M]//中医肛肠理论与实践：中华中医药学会肛肠分会成立三十周年纪念大会暨二零一零年中医肛肠学术交流大会论文汇编[M]. 福州：福州科技出版社，2010.

张东铭，王玉成，李恒爽. 盆底肛直肠外科理论与临床[M]. 北京：人民军医出版社，2011.

张东铭. 直肠阴道隔重建术治疗直肠前突的解剖学基础[J]. 结直肠肛门外科，2007，13(5): 328-330.

张颖. 改良阴道入路治疗中重度直肠前突[J]. 中国肛肠病杂志，2003，23 (1): 45.

中华医学会外科学分会结直肠外科学组. 便秘诊治暂行标准[J]. 中华医学杂志，2000，80(7): 491-492.

第六章 直肠阴道瘘

第一节 直肠阴道瘘的概述

一、定 义

直肠阴道瘘（Rectovaginal fistula，RVF）是直肠和阴道之间形成的先天或后天的异常病理性通道，临床较为少见。患者通常有自觉症状，其主要的临床表现为阴道排气、排便，严重时大便不能自控，有时因为粪便的污染而表现为反复的阴道或膀胱感染。由于上皮组织覆盖瘘的内侧面，直肠阴道瘘一般无法自愈，大部分患者都需要手术干预。由于病变部位局部解剖的特殊性和复杂性，此类手术难度大，术后复发率高，因此，此类疾病严重影响患者的生活质量。

二、分 类

直肠阴道瘘可发生在阴道的任何位置，大多发生在肛管至齿状线之间。根据瘘口的位置，直肠阴道瘘可分为低位、中位和高位三种类型。低位是指直肠侧瘘口位于齿状线或低于齿状线，阴道侧位于后阴唇系带或低于阴唇系带；高位是指阴道侧瘘口位于宫颈平面或高于宫颈平面，或者位于子宫切除的患者的阴道末端，直肠瘘口一般位于乙状结肠或直肠上段；中位则是指瘘口位于以上两者之间。有些高位直肠阴道瘘在体格检查和内窥镜检查时不易发现，需要进行鉴别诊断。直肠阴道瘘的瘘口大小差异较大，小的直径<1mm，而大的则可出现整个阴道后壁的缺损。故根据瘘口的大小，也可以对直肠阴道瘘进行分类：瘘口直径<2.5cm称为小瘘，直径≥2.5cm的称为大瘘。应特别注意瘘口大小和位置这两个特征，因这两个特征将影响修补手术方式的选择。临床上也可根据直肠阴道瘘发生的时间分为早期瘘和迟发瘘。早期瘘一般指在围手术期发生，或术后4周内发生的瘘；迟发瘘指在术后4周以后发生的瘘。

除此之外，还可结合直肠阴道瘘的病因、大小和位置将其分为单纯性瘘和复杂性瘘，即：直径<2.5cm，低中位瘘，由创伤或感染引起者为单纯性瘘；直径≥2.5cm，高位瘘，由炎性肠病、放疗、肿瘤引起以及多次修补失败者为复杂性瘘。近年来，腹腔镜的推广打破了以上分类的界限。部分学者认为那些瘘口比较小的、可腹腔镜下修补的高位瘘，也可将其视为单纯性瘘。

第二节　直肠阴道瘘的病因和发病机制

直肠阴道瘘的病因包括先天性和后天性原因。先天性直肠阴道瘘多见于儿童，往往合并肛门直肠畸形，手术除了修补瘘管外还需进行肛门重建。后天性的直肠阴道瘘多见于成人，需肛门重建者少。临床上常见的直肠阴道瘘的原因主要包括产伤、炎症性肠病、手术损伤、放疗和感染等。

一、产　伤

产伤是导致直肠阴道瘘的首位原因，有报道称85%～92%的直肠阴道瘘由产伤引起。在发达国家，阴道分娩导致直肠阴道瘘的发生率为0.06%～0.1%，在发展中国家这一比例更高。Venkatesh等调查了20500名经阴道分娩的妇女，在1040位Ⅳ度裂伤的患者中，约10%首次修补后发生伤口再次裂开而导致直肠阴道瘘及肛门失禁。国内的数据显示，8200例经阴道分娩者中，会阴Ⅲ度裂伤12例（0.122%），其中6例肛门括约肌完全断裂，5例部分断裂，1例最终导致直肠阴道瘘。分娩过程中造成直肠阴道瘘的危险因素主要有：第二产程延长，肩难产，产钳分娩困难，不正确的会阴侧切。产伤导致的直肠阴道瘘常合并肛门括约肌的损伤，肛门失禁的发生率较高。

二、炎症性肠病

炎症性肠病（Inflammatory bowel disease，IBD）通常被认为是导致直肠阴道瘘的第二位危险因素。约10%的女性克罗恩病患者发生直肠阴道瘘。克罗恩病的病理特点是贯穿肠壁各层的全壁性炎症性病变，病变肠段的溃疡向周围组织与脏器穿透，易形成内外瘘。而溃疡性结肠炎主要累及黏膜与黏膜下层，故很少形成直肠阴道瘘。

三、手术损伤

盆腔手术中的损伤常常会导致高位的直肠阴道瘘，特别是在中低位直肠癌前切除术时发生率更高。子宫全切术、经阴道直肠部分切除术、直肠前突修补术以及PPH手术等也可引起直肠阴道瘘。Nakagoe等报道在一组140例低位直肠癌前切除患者中，2.9%发生直肠阴道瘘。国内陈真等报道的68例低位直肠癌双吻合器保肛手术的患者中6例发生吻合口瘘（9%），1例出现直肠阴道瘘。近年来，在直肠阴道瘘多方面病因中，医源性因素占了绝大部分，任何破坏直肠阴道隔结构，导致直肠和阴道相通的医源性损伤均可形成直肠阴道瘘。随着直肠癌综合治疗方案的普及，保肛手术的增加，吻合器的高频使用以及经阴道取标本手术的推广，直肠阴道瘘的发病风险呈上升趋势。

四、放　疗

放疗相关的直肠以及周围组织的损伤是引起直肠阴道瘘较常见的原因。当放射线总量超过5000 cGY时，直肠阴道瘘发生率明显增加。放疗引起的直肠阴道瘘常发生在放疗后半年到两年内，最常见于宫颈癌放疗后，还可偶见于肛管、直肠、膀胱癌的放疗后。有报道称放疗早期引起的直肠炎、溃疡中，1/3可发展为直肠阴道瘘。邵冰峰等报道了26例放射性直肠阴道瘘，皆为宫颈癌放疗所引起。极少数患者放疗的影响可能会持续很长的时间，笔者曾遇到过一例宫颈癌放疗后20年发生直肠阴道瘘的患者。

五、感　染

直肠阴道隔发生感染形成脓肿后，可压迫并穿透阴道后壁。直肠癌前切除吻合口的感染、直肠周围脓肿、憩室炎均可导致直肠阴道瘘。其他少见的感染，如盆腔结核、性病性淋巴肉芽肿、血吸虫病、前庭大腺囊肿等也可导致直肠阴道瘘。

六、其 他

内痔硬化剂注射治疗也可导致直肠阴道瘘，鞠应东等报道了7例消痔灵注射导致直肠阴道瘘的病例。另外，房永红等报道了两例重症昏迷并发的直肠阴道瘘，推测其原因可能是大便硬结长期压迫肠管。此外，灌肠、肿瘤侵犯、金属异物、肛瘘挂线、性生活引起直肠阴道瘘者皆有报道。

第三节　直肠阴道瘘的评估与诊断

直肠阴道瘘的临床诊断一般不难。术前确定直肠阴道瘘位置的高低，对瘘管走行及瘘口位置作出精确的判断，对指导临床治疗方案的制定具有重要影响，因此选择合理有效的检查和评估方法至关重要，根据病史、临床表现和体格检查即可对多数患者做出诊断，对于少数患者需要借助相关的辅助检查来明确诊断。

一、病 史

直肠阴道瘘最常见的症状是阴道的排便与排气，患者常常主诉经阴道有排气或少量粪样液体流出。腹泻、便血、黏性便、腹痛通常反映瘘的潜在病因。病史采集过程中应重点询问分娩史、炎症性肠病史、盆腔及结直肠肛门手术史、放疗史以及有无大便失禁。

二、临床表现

若瘘口较小，患者表现为阴道常有气体排出，成形大便常不从阴道排出，但当患者腹泻时，阴道内可发生排粪及排气。若瘘口较大，则常通过阴道排粪便及气体。由于会阴部长期受粪便和阴道分泌物的刺激，外阴、会阴及大腿内侧皮肤可出现炎症性改变。患者全身症状多不明显，少数患者可有腹痛及低热。

三、体格检查

体检时应注意会阴体的厚度及有无陈旧性瘢痕，有无局部红肿和分泌物。直肠指诊时应注意有无窦道、肿块和波动感，初步评估肛门括约肌张力。阴道直肠双合诊可进一步确定瘘口的位置以及瘘口周围组织有无瘢痕、狭窄等情况。对于多数直肠阴道瘘，特别是位置低的直肠阴道瘘通常可在窥阴器的帮助下即可确定瘘口的大小及位置。必要时可用探针，探针检查瘘口时，从阴道侧将探针探入瘘管，只要肛门侧指端触及探针即可确诊。高位且瘘口小的直肠阴道瘘，或者临床高度怀疑但上述措施无法确诊者，可以尝试以下几种方法：①患者取截石位，温水灌注阴道，用直肠镜在直肠内通气，观察阴道侧有无气泡冒出。②直肠内灌入亚甲蓝，阴道内填充棉条，10~20min后观察棉条上是否有蓝染。对部分直肠阴道瘘也可采用阴道镜和直肠镜精确定位。结合病史及肛门阴道指诊或探针检查，直肠阴道瘘的诊断率可达到74%。

四、影像学检查

一些隐匿性或复杂性的直肠阴道瘘还需要借助一些其他的检查手段来加以明确，包括经直肠超声、瘘管造影、钡剂灌肠、CT、MRI等。其中，直肠或者经阴道的腔内超声检查最常用，这些方法适用于中低位的直肠阴道瘘，用于确定直肠阴道瘘的位置，还可协助了解病变组织周围的情况，较好地评估括约肌损伤程度。注入过氧化氢能增强超声对复杂性瘘精确定位的能力。

近年来直肠磁共振成像亦被广泛用于对直肠阴道瘘的评估中。部分学者认为，磁共振成像在直肠阴道瘘的临床分型上具有优势，且有助于了解瘘管与耻骨直肠肌的关系。对于放疗相关的直肠阴道瘘患者，可选择使用阴道镜加瘘管造影以排除可能发生的阴道-小肠或结肠瘘。

五、局部组织评估

评估的主要目的有两个：确定瘘的位置以及周围组织的情况。必要的检查常因病因不同而有差异，产伤导致的直肠阴道瘘应做超声或者肛门测压以检测肛门括约肌情况。继发于放疗者，必要时应活检以排除肿瘤复发。肛门直肠黏膜的健康情况则可通过钡剂灌肠和结肠镜检查来了解。

第四节　直肠阴道瘘的治疗

小的直肠阴道瘘有自行愈合的可能，故可先保守治疗6～12周后再进行评估。产伤或其他良性疾病所致或者症状轻微的直肠阴道瘘的初始治疗可选择非手术治疗，3～6个月后再行手术治疗。引流挂线有助于缓解直肠阴道瘘的急性炎症表现。对于多次手术修补失败者，延长手术时间将有助于局部组织水肿、硬化和感染等症状的消退。手术修补前需控制周边组织炎症，消除肛周脓肿，评估肛门括约肌功能。手术的成功与否取决于瘘管的切除情况以及直肠阴道间隙健康组织的补植情况。

一、保守治疗

无论是否进行手术治疗，建议先行3～6个月的保守治疗，以控制局部炎症等，在保守治疗期间有少数患者会自愈。保守治疗的主要措施包括局部护理（坐浴或局部冲洗）、脓肿引流、低渣饮食、口服广谱抗生素10～14d以及肠外营养等。另外还可使用洛哌丁胺等药物来延长粪便通过肠道的时间，以减少创面污染的机会。最近有报道称，使用英夫利西单抗（Infliximab）治疗克罗恩病引起的直肠阴道瘘可以在短期内闭合瘘管，而且能延长瘘管愈合的持续时间。虽然大部分直肠阴道瘘仍需外科治疗，但是保守治疗能缓解直肠会阴部的充血、水肿症状及炎症性病变，改善局部组织状况，为进一步的手术治疗创造最佳的条件。

由于直肠阴道瘘的瘘管比较短，生物胶很难附着在瘘管壁上，故其治疗效果并不理想。但因该操作简单，具有闭合瘘管的潜在可能，且不损伤肛门括约肌，不影响后续的治疗，故在临床上仍值得一试。

二、手术治疗方法

（一）手术入路的选择

手术修补是大多数直肠阴道瘘患者唯一的治愈手段，多数学者提倡选择个体化手术方式。手术方式的选择依赖于病因学、解剖学和生理学知识，不同的手术方式治疗直肠阴道瘘的成功率和复发率也不尽相同。但总的说来，直肠阴道瘘的手术方式有两大类：一是经会阴入路手术，另一是经腹入路手术。经会阴入路包括经肛门、经阴道和经会阴体三种。一般对于低位直肠阴道瘘建议选择经会阴入路途径，对于高位直肠阴道瘘建议选择经腹入路途径。另外，医生的习惯和经验也会在很大程度上影响手术方式的选择，因此对于病情复杂的高位直肠阴道瘘者，需要妇科、外科等多学科会诊共同商讨手术修补的最佳途径和方法。

（二）手术时机

手术时机的选择对手术的成功施行至关重要。除分娩Ⅲ/Ⅳ度裂伤、新发手术损伤所致的直肠阴道瘘应尽早修补外，其他直肠阴道瘘可等待一段时间，如直肠会阴部有明显充血、水肿或炎症性病变，应该等待炎症控制，充血、水肿完全消退后再考虑行修补手术。癌性瘘患者需综合评估患者生存率，选择最优治疗方案。炎症性直肠阴道瘘者，需查清病因，积极治疗肠道炎症性疾病，控制诱因。合并有糖尿病等疾病的患者，需同时积极治疗原发病。

对于先天性直肠阴道瘘的患者，过早手术常常造成手术失败。一般瘘口＜1cm的单纯性瘘且不伴肛门闭锁，手术可选择在患者月经初潮后进行，以免手术致阴道瘢痕性缩窄。如瘘口较大，粪便排出通畅，可选择在患者3～5岁时进行手术。

（三）手术修补的原则

修补原则是充分游离组织，切除瘘管，仔细止血，防止血肿，逐层无张力缝合，保证血供充足，对于血供不足者则可以尝试移植皮瓣或大网膜瓣。

（四）手术方式的选择

通常情况下，单纯型直肠阴道瘘的修补采用瘘管切除后分层缝合的技术，但单纯修补的复发率高，通常需要采用带血管蒂的肌瓣填塞等修补技术加以辅助。低位单纯性瘘合并肛门括约肌损伤者可选择经会阴直肠瘘管切开术、肛门括约肌成形术、经会阴直肠推进瓣修补术。未合并肛门括约肌损伤者，可选择经会阴瘘管切除术，其优点是在会阴体做弧形切口入路的同时，可拉拢缝合肛提肌，分隔直肠前壁和阴道后壁，降低复发风险。中位单纯型瘘，可行经阴道或经肛门瘘管切除并分层修补或使用直肠推进瓣技术等。高位直肠阴道瘘通常需要进行开腹手术修补，手术方式包括瘘管切除修补再吻合术、低位直肠前切除术、结肠肛门吻合术和结肠肛管直肠肌袖内吻合术等。近年来，国内外学者报道了腹腔镜下修补简单的高位直肠阴道瘘的成功病例，在某些适应证下，这种术式可减少手术创伤，减少伤口并发症，减轻术后疼痛，使患者尽早恢复，但该技术在患者的选择上相对严格，对患者瘘口大小、位置、病因及括约肌功能、腹腔条件和整体的健康状况等均有限制，同时需要很高的腹腔镜操作技巧。

在众多的手术修补方法中，应用较为广泛的有以下两种。

1. 直肠推进瓣修补术

直肠推进瓣修补术适用于低位直肠阴道瘘，最早由 Noble 于 1902 年提出，该术式在瘘管周围分离出一个包括直肠黏膜层，黏膜肌层和部分内括约肌的推进瓣，切除瘘管部分后，将推进瓣覆盖缝合，使直肠壁恢复连续性；阴道内的瘘管则敞开引流。该术式可分为经会阴和经肛两种入路：经会阴切口暴露较好，可同时行括约肌成型；经肛入路的优点则在于操作方法简单、无会阴部切口、疼痛少、愈合好且能闭合瘘道的高压区，阻止肠道细菌的污染。该术式已经成为直肠阴道瘘修补最流行的方法。

2. 组织瓣转移修补术

组织瓣转移修补术适用于复杂型直肠阴道瘘，通常瘘口较大，瘘口周围炎症或瘢痕比较严重。组织瓣转移的目的是提供血供充足的健康组织以加强直肠阴道间隙，促进愈合。对于中低位瘘，常用的组织瓣有球海绵体肌、提肛肌、臀肌皮瓣、单/双侧股薄肌皮瓣等。高位瘘通常需在经腹修补术后填充大网膜或折叠下翻的腹直肌等。肛肠科最常用的手术是martius皮瓣转移术。以上方法均有成功的报道，但也有研究表明：是否植入组织瓣对于经肛推进瓣修补术后直肠阴道瘘的复发率等并没有影响。

对于那些一般状况较差、不能耐受修补手术者、晚期肿瘤或者直肠阴道瘘症状比较严重的患者，可以选择粪便转流手术，术后也能有效地缓解局部症状，改善生活质量。对于放疗、克罗恩病导致的直肠阴道瘘以及先前多次修补失败的患者,也可考虑行粪便转流手术。有学者研究表明，直肠癌术后的直肠阴道瘘仅行转流性造口，其自行愈合率可达41.9%（6/14），平均愈合时间为6个月。经分析发现，这部分自行愈合的患者，其病因全部为吻合口瘘并发脓肿，而那些因术中阴道壁损伤造成直肠阴道瘘的患者则无法从造口手术中获益。

2016年美国结直肠外科医师协会临床操作指南针对直肠阴道瘘的手术方式选择也有相关推荐，具体包括：①多数简单的直肠阴道瘘可选择直肠内推移瓣联合或不联合括约肌成形术（推荐等级：ⅠC）；②产伤或隐窝感染所致的直肠阴道瘘中，如果肛门括约肌损伤大的可选择会阴直肠切开、直肠阴道隔重建（推荐等级：ⅠC）；③复发或者其他复杂性直肠阴道瘘的患者可考虑应用股薄肌或者球海绵体肌的肌瓣治疗（推荐等级：ⅠC）；④结直肠吻合造成的高位直肠阴道瘘通常需要经腹进行修补（推荐等级：ⅠC）；⑤放疗相关或者复发的复杂性直肠阴道瘘需行直肠切除、结肠拖出术或者结肠肛管吻合术（推荐等级：ⅡC）。

（五）主要的手术方式

直肠阴道瘘的修补有多种手术方式，包括经会阴入路和经腹入路两大类。其中经腹入路的低位直肠前切除术、结肠肛门吻合术、结肠肛管直肠肌袖内吻合术以及Bacon手术等方式与中低位直肠癌根治术中对应的相关术式类似，将不对其进行赘述，本节主要从肛肠外科专业出发，着重阐述经肛门和经会阴的两类手术。

三、经肛门修补术

经肛门修补术适用于没有肛门括约肌损伤的直肠阴道瘘。在文献中有许多种经肛门修补直肠阴道瘘的方法，本节将就其中常见的三种方法进行介绍。直肠推进瓣术出现最早而且文献报道众多，但是也有报道称采用该法术后会出现肛门失禁。为避免发生这种并发症，最近期有两种新的手术方式正趋于流行，一种是使用瘘管栓，一种是括约肌间瘘管结扎（Ligation of intersphincteric fistula, LIFT）手术。

三种方法的术前准备均类似。术前行机械性肠道准备能减少术后局部感染和便秘的发生；手术开始前需要静脉用抗生素；不推荐使用口服抗生素；不需常规放置导尿管。吸烟的患者在修补复杂性瘘时具有较高的失败率，虽然没有明确的证据，但是理论上，戒烟对于提高修补的成功率是有好处的。

在这三种术式中术中患者的体位也是类似的。一般采用俯卧折刀位，在髋关节下垫软垫卷，手臂通常外展放置于软垫手臂板上，臀部用胶带牵拉开以确保良好的暴露。截石位虽然也是可选的手术体位，但是通过俯卧位可以获得更好的手术视野，并且方便外科医生及其助手进行操作，加用头灯能使视野更清楚。

全身麻醉（简称全麻）、区域阻滞麻醉或局麻联合镇静药均可用于这三种术式，许多外科医生喜欢倾向于全麻，以增加患者在俯卧折刀位的舒适度。

（一）直肠内推进瓣术

推进瓣的目的是用正常组织来封盖直肠阴道瘘的内口以达到治愈的目的。可以使用两叶肛门镜暴露直肠，将探条从阴道的瘘管开口处探入以找到直肠的开口（图6-1A）。在瘘的直肠开口处远端开始，用电刀画出一个U型的皮瓣轮廓，瓣的底部至少比顶端宽2～3倍，以保证皮瓣充足的血供（图6-1B），逐渐由远端向近端分离，皮瓣包括黏膜、黏膜下层以及环状肌层（图6-1C）。如果皮瓣太薄的话，可能导致血供不足。继续在这个层面分离，直到足皮瓣长度能够保证无张力修补，一般需要4～5cm长，分离时需要保持皮瓣的完整性。经过充分游离后，皮瓣的远端应该能被轻易地拉到肛缘（图6-1D），然后对瘘管进行清创而不切除。皮瓣切口两侧的内括约肌从肛管皮肤及相应的外括约肌处游离一小段距离，分离出的内括约肌边缘用可吸收但吸收时间长的缝线缝合1~2层以覆盖瘘的内口（图6-1E），必须严密止血以防止血肿形成。对皮瓣的远端包括瘘口的位置进行修剪后以3-0可吸收线间断缝合（图6-1F）。瘘管阴道端的开口开放不缝合，以利于引流。

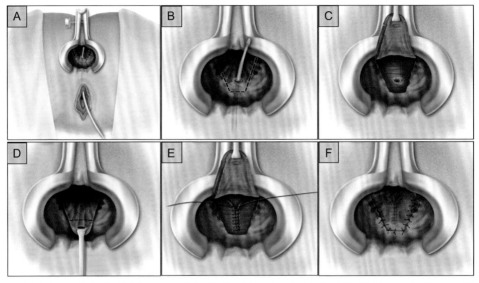

A.探条显示瘘管的位置；B.直肠推进瓣的轮廓，保证足够的宽度；C.皮瓣包括黏膜、黏膜下层和环肌；D.充分游离以避免有张力；E.关闭内括约肌；F.皮瓣缝合到位。

（引自：Steven D Wexner, James W Fleshman. Colon and rectal surgery: anorectal operations[M]. Amsterdam: Wolters Kluwer, 2012.）

图6-1　直肠内推进瓣术

（二）瘘管栓填塞术

2007年对于肛瘘栓的使用方法达到共识，下面将对这种方法的最佳操作技术进行介绍。用肛门镜暴露直肠，探条从阴道端探入以发现直肠的内口。建议以生理盐水或稀释的过氧化氢冲洗瘘管。一般不建议进行清创、刮除或切除瘘管，除非内口已经上皮化。在内口上皮化的情况下，可以在缝合植入物之前少量游离并清除边缘的黏膜。肛瘘栓可以按照厂家的说明事先处理，缝线的一端系于探条上，一端系于栓子的尖端，以缝线为引导，栓子轻轻地从内口进入外口，直到栓子完全塞住管道为止（图6-2A）。对内口处的多余栓子进行修剪，然后以2-0可吸收时间长的缝线缝合固定栓子

（图6-2B）。"8"字形缝合固定必须包含两侧的内括约肌并穿过栓子的中心。对于是否需要用黏膜覆盖栓子目前仍有争议，许多外科医生建议"8"字形缝合把栓子埋在黏膜下。阴道端的多余栓子修剪后和阴道壁齐平，不用缝合到阴道壁（图6-2C）。由于瘘管栓很容易从短短的瘘管管道中滑出而导致手术失败，因此最近发明了一种专门针对直肠阴道瘘的瘘管栓。其主要的改进是在瘘管栓的末端加了一个"纽扣"，插入时把瘘管栓的末端对应瘘管的直肠侧。开始的操作和上面描述的一样，栓子在缝线的引导下通过直肠端的开口插入直到纽扣所在的位置被黏膜挡住为止，然后栓子用4根2-0的可吸收线缝合固定，缝线需穿过黏膜层、内括约肌以及纽扣上设计的孔洞（图6-2D）。有些外科医生也喜欢在靠近阴道开口处固定栓子，然后再修平多余的瘘管栓。

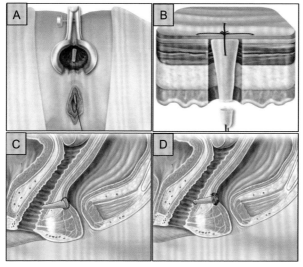

A.瘘管栓经管道拉出；B.缝线经过瘘管栓将之固定到位；C.直肠阴道瘘栓缝合到位；D.带纽扣的瘘管栓缝合到位。

（引自：Steven D Wexner, James W Fleshman. Colon and rectal surgery: anorectal operations[M]. Amesterdam: Wolters Klumer，2012.）

图6-2　填塞瘘管栓

（三）LIFT手术

该术式最初是由Rojanasakul发明并用于经括约肌治疗肛瘘时避免括约肌的损伤，它的原理是在括约肌间沟中找到瘘管，然后分离结扎瘘管。最近，有人发明了改良的方法，包括在结扎的两端间放置生物合成材料等。低位的直肠阴道瘘由于穿过完整的括约肌复合体，因此可以采用这种方法。探条穿过瘘管，然后在括约肌间沟的旁边作一弧形皮肤切口，切口以探条为中心，包括25%的肛管周长。找到括约肌间沟后，继续在内、外括约肌间的深面分离，探条放置于原位不动以便于找到瘘管（图6-3A）。从周围组织中解剖出瘘管，然后两端结扎离断，一般断端以缝扎加固（图6-3B），内口以可吸收线缝合关闭。对于肛瘘，一些外科医师会挖除外口和残余的管道，但对于直肠阴道瘘，不推荐切除阴道的开口和前方的残留管道。如果计划放置生物合成补片材料，往往需要从瘘管处往近端继续分离几厘米，在关闭内口后，生物补片放置入括约肌间沟然后以可吸收线缝合于括约肌以固定补片。一般先将深部的缝线放置好，然后再放补片，就可以将补片伞形拉到合适的位置上（图6-3C）。生物合成补片必须完整覆盖瘘管的闭合处，并且在需四周多出1～2cm。创面冲洗后以可吸收线松弛的程度来缝合关闭瘘口。

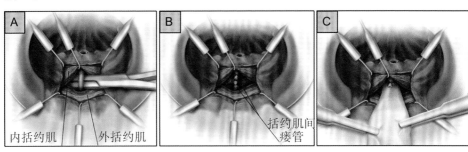

A.在括约肌肌间隙中找到瘘管；B.结扎并离断瘘管；C.放置生物合成补片把瘘管的两个断端隔离开

（引自：Steven D Sexner, james W Flfshman. Colon and rectal surgery: anorectal operations[M]. Amesterdam: Wolters Klumer，2012.）

图6-3　LIFT手术

四、经肛门修补术后

（一）术后处理

患者术后常规饮食，增加富含纤维素的食物以防止便秘。避免使用刺激性的泻药，因为腹泻和便秘一样会影响创面愈合。如果术后大便一直较稀，排除感染性腹泻后需要用抗腹泻的药物控制大便。出院指导包括术后6

周内禁止性生活和使用棉条，2周内避免任何剧烈运动和举重物，特别是对于使用瘘管栓的患者。

（二）并发症

直肠内推进瓣术、瘘管栓填充塞术、LIFT手术并发症的发生率都比较低，但是出血、血肿形成、肛周感染以及血栓性痔等都曾有报道，瘘管栓滑出的发生率比较高。文献报道肛瘘采用直肠推进瓣术治疗后，有21%～40%的患者会发生肛门控便能力的改变，但由于没有肛门控便能力的标准测量方法，这些文献中的数据都缺乏客观的依据。在一些病例中，由于直肠阴道瘘修补成功才暴露出括约肌损伤的问题，这些患者可能会发生大便或气体的失禁。如果患者的外括约肌是完整的，典型的症状是气体失禁或溢液。瘘管栓植入或LIFT术后发生肛门失禁还未见报道。

（三）转 归

1. 直肠推进瓣术

文献报道中关于直肠推进瓣术治疗直肠阴道瘘的成功率差别很大，造成这么大差异的原因可能与病例数的多少、病因、附加有其他的手术技术以及随访时间的长短等相关。另外，许多研究中成功率的评价指标往往只有瘘的闭合情况，而没有考虑肛门失禁的问题，这也是文献报道成功率差别大的一个重要原因。在一些文献中，炎症性肠病和曾经的修补次数与手术成功率是负相关的；吸烟与直肠推进瓣手术的失败有关，这可能和吸烟引起的黏膜血供减少有关，但现在还不知道术前戒烟是否能增加手术的成功率。

2. 瘘管栓填塞术

文献报道中用瘘管栓治疗经括约肌瘘的效果差异很大，只有一些小型研究特异性地针对瘘管栓用于治疗直肠阴道瘘进行了报道。Ellis报道了34个患者，用生物合成材料治疗直肠阴道瘘，其中7个患者使用了瘘管栓，瘘管闭合的成功率是86%。另外，Thekkinkatill及其共同作者报道了在9个累及阴道的瘘管患者中，用瘘管栓修补成功了2个患者。最近在一个含有12个患者的报道评估了为直肠阴道瘘专门设计的栓子用于治疗直肠阴道瘘的有效率，该栓子在3/5的直肠阴道瘘和4/7的储袋阴道瘘患者中获得了成功，在报道中共使用了20个栓子，获得了35%的手术成功率和58%的总成功率。瘘管栓治疗这类患者的真正成功率还不清楚，目前还需要有大型的系列研究来进一步明确其疗效。

3. LIFT手术

关于LIFT手术成功率的文献报道数量不多，其成功率为57%～94%，只有一个研究中包括了直肠阴道瘘，但其数据没有和其他的疾病分开统计。Ellis报道了唯一一个用LIFT手术联合生物合成补片治疗直肠阴道瘘的结果，部分患者还进行了括约肌成形手术，共27例患者，总的愈合率为81%。在13个首次进行修补的患者中，12例获得了愈合（92%）。和瘘管栓一样，确定LIFT手术在直肠阴道瘘治疗中的作用还需要多中心的研究。

4. 手术效果的比较

目前还没有比较上述三种手术方式在治疗直肠阴道瘘患者中疗效的研究，使用瘘管栓的优点是微创，以及不影响括约肌功能，而且即使修补失败，进行推进瓣或经会阴修补的平面还存在。但是事实上瘘管栓的有效率还远未明了，且栓子的价格也较贵。LIFT手术加或不加用生物补片在直肠阴道瘘中的疗效是否有差异目前还不能确定，还需要有关术后肛门功能的大量数据和研究支持。而且，从理论上说，LIFT手术只适用于括约肌完整的直肠阴道瘘患者。直肠推进瓣治疗直肠阴道瘘的文献数据很多，但很少有比较研究。最近有两个研究比较不同方法治疗肛门直肠瘘的疗效，这两个都是回顾性研究，其中一个报道显示43例患者用直肠推进瓣治疗后具有63%的愈合率，37例患者用瘘管栓治疗后具有32%的愈合率。另一个报道结果也类似，26例患者接受直肠推进瓣治疗后，愈合率为62%，29例患者用瘘管栓治疗后愈合率为34%。现在有3个随机对照研究正在进行，虽然结果并不完全适用于直肠阴道瘘，但这些数据应该对明确手术疗效有所帮助。

（四）结 论

到目前为止，直肠阴道瘘对于患者和外科医生来说还是很棘手的疾病。经肛门手术的治疗方法适用于括约肌完整的直肠阴道瘘患者，而且要保证患者没有活动性的炎症以及恶性肿瘤治疗史。目前还没有明确哪一种治疗方法是最好的，文献报道直肠推进瓣的手术成功率最高但是有发生术后肛门失禁的风险。对于另两个手术目前方式还缺乏足够的经验，迫切需要进一步的研究，特别是随机对照研究来确定最佳的治疗方法。

五、经会阴体修补术

（一）手术体位

经会阴的LIFT手术治疗直肠阴道瘘，患者通常采用折刀位。对于少数由于肥胖或其他各种原因不能采用折刀位的患者，可以采用截石位。

（二）麻醉方式

经会阴的LIFT手术可以使用局麻、区域阻滞或全麻，麻醉方式的选择可以由患者、医生和麻醉师共同决定，外科医生决定围手术期是否需使用抗生素。

（三）解剖步骤

通常采用经会阴体中间的横切口，切开皮下组织后找到括约肌间沟，继续在括约肌间隙中游离内括约肌和直肠黏膜，大约游离至后方肛管直肠周长的1/3，当到达瘘管的位置时将瘘管横断，然后继续在直肠阴道隔中向上解剖至少2cm，在两侧方到达肛提肌水平（图6-4A、6-4B和6-4C）。

（四）瘘管处理

游离结束后，瘘管在直肠和阴道黏膜处的开口分别以3-0可吸收缝线间断缝合。如果有肌肉损伤，可以行端–端括约肌成形术或肛提肌成形术。将生物合成补片剪裁为合适大小后放入括约肌间隙中，必须保证生物补片在直肠和阴道的瘘管闭合处四周多出至少1cm的范围。生物补片需以3-0可吸收线间断缝合到侧方的肛提肌和远端的外括约肌以防止补片的移位（图6-4D）。

（五）切口缝合

皮肤以3-0可吸收线间断缝合，缝合需要非常松弛，以使直肠阴道隔中可能产生的积液得以引出，不需放置引流管（图6-4E）。

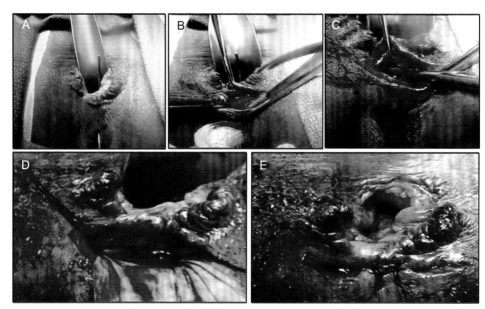

A.手术时患者通常采用俯卧折刀位，臀部用胶布牵开；B.在括约肌间平面进行分离；C.瘘管在括约肌间平面离断（注意，瘘管于内括约肌的开口处）；D.生物合成补片缝合固定以彻底覆盖瘘管的两个断端，并保证在内外口周围至少多出1cm；E.切口疏松缝合以保证创面引流通畅。

（引自：Steven D Wexner, James W Fleshman. Colon and rectal surgery: anorectal operations[M]. Amesterdam: Wolters Klumer，2012.）

图6-4　会阴体修补术

六、经会阴体修补术后

（一）术后处理

术后应给予止痛药和缓泻药，酌情给予恰当的抗生素，不推荐超出围手术期范围的抗生素使用。建议患者术后多食用富含纤维素的食物、多饮水；可以适当锻炼，如走路和做轻微的家务劳动；3周内禁止性生活。建议每天3～4次坐浴，可以在便后或排便时进行，保持外阴清洁，及时清理分泌物。术后7～10天门诊随访，然后每2～3周随访一次，直到创面愈合为止。

（二）术后并发症

最常见的并发症和其他肛门直肠手术后一样，包括尿潴留和局部感染等。可以通过手术野的充分引流来减少直肠阴道隔脓肿的发生率。

（三）转　归

一项有关经会阴的LIFT手术并使用生物合成补片修补直肠阴道瘘的文献报道，27例患者平均随访12个月（6～22个月），结果有5例患者（19%）直肠阴道瘘复发。在这组病例中，LIFT手术联合生物合成补片最初用于14例女性患者，这些患者起码都有两次以上的直肠阴道瘘用皮瓣修补失败的病史，其中有4例复发（29%）。另外的13例患者采用经会阴的LIFT手术作为初次治疗修补直肠阴道瘘，只有一例患者复发（8%）。

七、预　防

在预防方面应当：①及时治疗肛周脓肿和肛瘘，避免长期反复发作形成直肠阴道瘘。②养成良好的生活习惯，定时排便，每日排便后坐浴，保持会阴肛门清洁，防治便秘和腹泻，避免肠道菌群失调的发生。③规范的手术操作及尽可能避免损伤直肠阴道壁对预防医源性直肠阴道瘘至关重要，这点应当引起广大相关学科的临床医师的高度重视。

确诊直肠阴道瘘后，应当积极进行治疗，在合适的时候果断进行手术，可以让患者症状消失，炎症得到控制，性生活恢复正常，进而消除其心理障碍，改善其生活质量。术后盆底康复和功能锻炼的适时介入，对进一步改善患者的生活质量也是十分必要的。

八、展　望

近年来有报道使用surgisistm网（生物相容性网组织）修补复发性直肠阴道瘘，也有使用肛瘘栓填充瘘管（见上述瘘管栓填塞修补术）来治疗直肠阴道瘘的新方法的报道。生物相容性组织短期效果优于生物胶，但报道病例数较少，其疗效还需进一步研究。此外，采用经会阴的LIFT手术联合生物合成补片的方法治疗直肠阴道瘘也是一项新的技术，根据已有的经验，其具有不亚于现有其他治疗手段的效果。

在经典开腹修补手术的基础上，近年来国内外学者报道了腹腔镜下修补简单的高位直肠阴道瘘的成功病例，该技术对患者的条件和医生的技术都具有较高的要求，其推广存在一定的限制，目前文献报道的腹腔镜下完成手术的案例还较少。但是腹腔镜手术具有微创的优势，特别是3-D腹腔镜或机器人的引入，对于镜下缝合及修补具有极大的优势，这些技术必将在直肠阴道瘘，特别是高位瘘的修补中发挥出更大的作用。

病例分享

病例1：

顾××，女，71岁。2006年因"直肠癌"在当地医院行直肠癌低位前切除术（Dixon's），术后第18天患者阴道排出黄色软便，诊断为"直肠阴道瘘"。在当地先后4次行经肛门直肠阴道瘘修补术，均告失败后转入笔者所在医院就诊。考虑其已经多次修补失败，决定先行粪便转流，行"全麻下回肠造瘘术"。随后6年患者一直在当地医院复查，并又先后多次行"阴道直肠瘘经肛或经阴道修补术"，均告失败，期间也行瘘管造影，结果提示直肠阴道瘘（图6-5）。一直到2015年6月，患者再次前来笔者所在医院要求行造口回纳术。术前经肛门注射美兰生理盐水混合液及气体，未见阴道顶端后壁处蓝染，考虑患者直肠阴道瘘已经愈合，遂予行回肠造口回纳，术后患者恢复良好，随访至今未见直肠阴道瘘复发。

病例2：

蔡××，女，53岁。2007年因"反复便中带血3月"疑诊直肠肿瘤而入住笔者所在医院。予行直肠癌前切除术，术后1周患者出现下腹部坠胀，阴道排便症状，CT提示直肠阴道隔缺损（图6-6），考虑吻合损伤造成的直肠阴道瘘，遂予急诊行回肠末端造瘘术，病情平稳后出院。出院后5月患者断断续续有阴道排液症状，遂至妇科行直肠阴道瘘经阴道修补术，术后症状反复，时有下腹坠胀、阴道排便不适等症状。于2009年10月再次前来就诊，行"开腹阴道直肠瘘修补术＋子宫切除术"。术后患者仍有时有下腹坠胀，阴道排便症状。故于2012年6月11日再次全麻下行"经腹直肠阴道瘘切除＋乙状结肠肛管吻合术"，术后恢复可。于2012年12月行造口回纳术，术后恢复可，随访至今未见直肠阴道瘘复发。

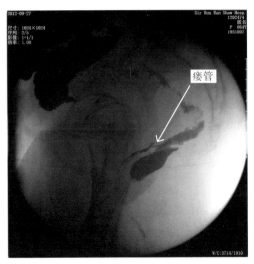

瘘管造影显示造影剂通过瘘管从直肠往阴道外漏。

图6-5 直肠阴道瘘瘘管造影

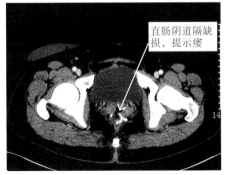

CT图像显示直肠阴道隔缺损，考虑直肠阴道瘘。

图6-6 直肠阴道隔缺损CT图像

（朱洪波　王　达）

参考文献

Bruce G, Wolf F, James W, et al. The ascrs textbook of colon and rectal surgery[M]. New York: Springer, 2007.

Chew SS, Rieger NA. Transperineal repair of obsteric-related anovaginal fistula[J]. Aust N Z Obstet Gynaecol, 2004, 44(1): 68-71.

Christoforidis D, Pieh MC, Madof RD, et al. Treatment of transsphincteric anal fistulas by endorectal advancement flap or collagen fistula plug: a comparative study[J]. Dis Colon Rectum, 2009, 52(1): 18-22.

Ellis CN. Outcomes after repair of rectovaginal fistulas using bio-prosthetics[J]. Dis Colon Rectum, 2008, 51(7): 1084-1088.

Fleshman JW. Colon and rectal surgery: anorectal operations. Part III: Rectovaginal fistula[M]. New York: Springer, 2012.

Gonsalves S, Sagar P, Lengyei J, et al. Assessment of the Efficacy of the rectovaginal button fistula plug for the treatment of ileal pouch-vaginal and rectovaginal fistulas[J]. Dis Colon Rectum, 2009, 52(11): 1877-1881.

Jon D Vogel, Eric K Johnson, et al. Clinical Practice Guideline for the Management of Anorectal Abscess, Fistula-in-Ano, and Rectovaginal Fistula[J]. Diseases of the Colon & Rectum, 2016, 59 (12): 1117.

Nakagof T, Sawai T, Tuji T, et al. Avoidance of rectovaginal fistula as a complication after low anterior resection for rectal cancer using a double stapling technique[J]. J Surg Oncol, 1999, 71(3): 196-197.

Rojanasakul A, Pattanaarun J, Sahakitrungruang C, et al. Total anal sphincter saving technique for fistula in ano, the ligation of the intersphincteric fistula tract[J]. J Med AssocThai, 2007, 90(3): 581-585.

Thekkinkattii DK, Botterili I. Effficacy of the anal fistula plug in complex anal fistulae[J]. Colocect Dis, 2009, 11(6): 584-587.

Venkatesh KS, Ramanujam PS, Larson DM, et al. Anorectal complications of vaginal delivery[J]. Pis Colon Rectum, 1989, 32(12): 1039-1041.

Wang JY, Garcia-aguilar J, Sternberg JA, et al. Treatment of transphincteric anal fistulas: are fistula plugs an acceptable alternative?[J]. Dis Colon Rectum, 2009, 52(4): 692-697.

Zimmerman DD, Gosselink MP, Briel JW, et al. The outcome of transanal advancement flap repair is not improved by an additional labial fat flap transposition[J]. Tech Coloprocto, 2002, 6(1): 37-42.

王健，赵改平. 会阴Ⅲ度裂伤12例临床分析[J]. 包头医学院学报，2003，19(3): 220.

第七章　盆底失弛缓综合征

第一节　盆底失弛缓综合征的概述

一、定　义

盆底失弛缓综合征（Achalasia syndrome of pelvic floor）是指盆底横纹肌由于神经支配异常或反射异常而引起的一组症候群，其临床特征为排便时盆底肌肉矛盾收缩或不能充分松弛，是排便障碍型便秘中的一类，即不协调性排便，临床表现为排便费力、排便不尽感、肛门梗阻感等。其机制为静息时患者盆底肌呈持续收缩状态，排便时盆底肌不仅不放松，反而收缩，肛直肠角不增大，反而缩小，因而导致排便困难。在便秘的患者中，对排便时盆底肌不能松弛而导致排便困难者，目前文献命名较多，如盆底痉挛综合征、痉挛性盆底综合征、耻骨直肠肌综合征、耻骨直肠肌肥厚症、肛门痉挛、盆底失弛缓综合征等。盆底失弛缓综合征病因与肌肉、神经反射异常、精神心理因素、感染、创伤病史和不良排便习惯有关。

二、分　类

目前，在主流的文献论著中，盆底失弛缓综合征又被分为盆底痉挛综合征及耻骨直肠肌综合征。

盆底痉挛综合征（Spastic pelvic floor syndrome，SPFS）是由于肛门外括约肌、耻骨直肠肌在排便过程中的反常收缩（即不协调性收缩），导致直肠排空障碍性便秘的一种盆底疾病。也就是在排便时，肛门外括约肌和耻骨直肠肌不但不松弛反而呈反常的过度收缩，使粪便在直肠内滞留难以排出，导致顽固性便秘。

耻骨直肠肌综合征（Puborectal muscles yndrome，PRS）是以耻骨直肠肌痉挛性肥大，盆底出口梗阻为特征的排便障碍性疾病。1964年Wasserman首次报道并详细描述了4例耻骨直肠肌痉挛性肛门狭窄病例，对这4例患者施行耻骨直肠肌部分切除术，效果良好，患者病理显示有明显的肌纤维肥大，故定名为"耻骨直肠肌综合征"。

目前，盆底痉挛综合征的病理生理变化认识倾向于认为是排便时肛门外括约肌和耻骨直肠肌不能松弛，出现反常的过度收缩，导致排便困难，肌细胞没有发生病理改变。而耻骨直肠肌综合征的病理生理变化认识倾向于认为是耻骨直肠肌反常性收缩和耻骨直肠肌肥厚，两种病理生理变化同时存在。根据疾病的上述不同的病理生理变化，将肛门外括约肌和耻骨直肠肌组织学无明显改变，只是在排便时不能松弛，呈反常的过度收缩的盆底痉挛性疾病，称为盆底痉挛综合征。合并耻骨直肠肌肌纤维肥大、痉挛、瘢痕纤维化的盆底痉挛性疾病称为耻骨直肠肌综合征。

三、盆底痉挛综合征与耻骨直肠肌综合征的区别

盆底肌主要包括肛提肌、耻骨直肠肌、肛门外括约肌及各纤维肌性复合体。肛提肌和肛门外括约肌分别包绕肛管的上端和下端，在肛管的中部，耻骨直肠肌以肛直角的形式，对肛管起到闸门效应，维持粪便自制。正常人在静息状态下，盆底肌呈轻度张力收缩状态，以维持会阴正常位置和肛门自制。在排便时，盆底肌松弛，特别是耻骨直肠肌的松弛，使肛直角变大，肛管开放，便于粪便通过。

盆底痉挛综合征和耻骨直肠肌综合征在临床表现上相似，但在病因、病理和治疗上存在着差异，二者的区别有利于临床的治疗。归纳起来，二者有以下不同点。

（一）病因不同

盆底痉挛综合征与长期忽视便意、用力排便等不良习惯有关。耻骨直肠肌综合征与局部感染、先天性神经肌肉异常、滥用泻剂等有关。

（二）性质不同

盆底痉挛综合征本质上是一种功能性疾病，是正常盆底肌肉的功能紊乱，而不是异常肌肉的功能改变，病理检查肌纤维及肌细胞正常。耻骨直肠肌综合征是一种器质性疾病，伴耻骨直肠肌肌纤维肥大、肌细胞变性等病理改变。

（三）治疗不同

盆底痉挛综合征是功能性疾病，常以保守治疗为主。耻骨直肠肌综合征保守治疗一般无效，常需手术切除部分肌束。

第二节　盆底失弛缓综合征的发病机制及临床表现

排便是一系列复杂的生理过程，包括肛门直肠和盆底的正常运动、神经和体液对结直肠平滑肌及盆底横纹肌运动功能的调节，一次合理的排便应该有内、外括约肌、盆底肌的同步弛缓，排便压的有效升高及排便通道的畅通无阻的协调合作才能顺利完成。影响盆底力学状态改变的因素均如外伤、过多体力活动、性别、年龄过大以及精神心理因素与排便障碍的发生、发展密切相关。

一、可能的病因

大量的研究资料表明，引起盆底肌痉挛或反常收缩的原因如下。

（一）感　染

耻骨直肠肌周围的感染是常见病因之一，感染刺激耻骨直肠肌肌肉痉挛收缩，粪便通过耻骨直肠肌环时引起局部疼痛加剧，导致反射性收缩，以减少粪便通过，从而减轻疼痛。久之则形成反常收缩，长期痉挛性收缩会引起肌纤维水肿、纤维化，瘢痕形成，导致耻骨直肠肌失去松弛功能。

（二）先天性因素

先天性耻骨直肠肌痉挛、肥厚也是常见病因之一。相关文献报道显示，20%～30%的患者于婴幼儿期起病。

（三）排便困难或长期腹泻

长期顽固的进行性加重的排便困难，排便过度用力，排便时间延长，便次频繁可导致耻骨直肠肌肥厚。另外，长期腹泻可诱发耻骨直肠肌痉挛、肥厚、反常收缩。

（四）医源性损伤

如不正确的痔手术、肛瘘手术造成的损伤。

（五）盆底痉挛

部分学者认为盆底痉挛与本病有一定的联系，有研究显示排便造影提示直肠前突伴盆底痉挛的患者行直肠前突修补术后症状缓解。出院后症状逐渐复发，经保守治疗无效。1年后临床检查、排便造影和耻骨直肠肌肌电图提示耻骨直肠肌肥厚，行耻骨直肠肌部分切除术后症状消失。

（六）心理因素

与其他功能紊乱性疾病一样，心理因素可能有一定诱发作用。既往有报道称，患者有因恐癌、焦虑而出现便秘，这是肛门神经肌肉调节紊乱导致的。

（七）神经源性学说

国外有学者认为该病同Parkinson's病一样，是盆底肌和括约肌的功能障碍，可能与滥用泻剂、局部炎症、盆底肌部分失去神经支配等因素有关；另外，心理因素在其发病中可能起重要作用。Takana研究认为，阴部神经病变可能在盆底痉挛综合征发病中起重要作用，该研究分析了68例有痉挛性肛部疼痛的患者，其中55例患者沿阴部神经体表投影有压痛，在接受神经传导阻滞处理后，65%的患者症状消失。数据表明，痉挛性肛部疼痛的发病机制是阴部神经的神经痛。笔者在对耻骨直肠肌综合征患者进行神经阻滞诊断性治疗中发现，患者耻骨直肠肌肌电活动明显增强，阴部神经潜伏期明显延长。应用神经阻滞剂进行阴部神经阻滞后可明显缩短其潜伏期并缓解患者的临床症状。

肖元宏对18例成人盆底痉挛综合征型便秘患者的外括约肌静息电位以及模拟排便时外括约肌电位变化进行了检测分析，探讨成人该型便秘的病理分型及其病理生理机制。根据肛门外括约肌的静息电位以及模拟排便外括约肌的电位变化，成人盆底痉挛综合征型便秘表现为三种病理分型，即Ⅰ型：高静息电位＋矛盾运动（占44.45%）；Ⅱ型：高静息电位（占33.33%）；Ⅲ型：矛盾运动（占22.22%）（注：矛盾运动即不协调性收缩）。

盆底痉挛综合征型便秘Ⅰ型表现为外括约肌高静息电位以及模拟排便时外括约肌的矛盾运动，其可能的病理生理机制在于此类患者静息状态下，网状结构下行的兴奋性神经传导冲动较正常高，使外括约肌Ⅰ型纤维处于一种高水平的电活动状态，因此属于一种中枢神经系统的失调。当患者试图排便时，大脑高级中枢却发放了错误的命令，即不是主动放松肛门外括约肌而是收缩，这样很容易出现在外括约肌Ⅰ型纤维高静息电活动基础上的Ⅱ型纤维的一次位相性收缩活动，即矛盾运动。

（八）肌源性学说

1969年，Kerremans认为骨骼肌的反常收缩可能是排便过程中正常抑制反射的有意识抑制的结果。有研究认为，盆底痉挛综合征与包括外伤、过多的体力活动、年龄过大等因素有关，这可能是骨盆肌肉痉挛为了克服自身的失禁症状而造成肛提肌过度收缩的结果。一些研究提示本病与精神压力、紧张和焦虑有关，也和一些手术术后的并发症有关，包括经腹直肠切除术、肛门瘘管术、肛裂内侧切术等。目前认为，非特异性功能性肛门直肠痛和心理因素有着密切的关系。笔者和国内外研究均发现盆底痉挛综合征患者肛管肌电活动和肛管内压增加。Bartolo等提出盆底痉挛综合征是排便时盆底横纹肌不能协调松弛的一种功能性疾病。

二、盆底痉挛综合征与耻骨直肠肌综合征的相互关系

对于盆底痉挛综合征与耻骨直肠肌综合征在发病过程中的相互关系，目前人们有不同的认识。

（一）二者在发病过程中无相互关系

盆底肌痉挛综合征病因多与长期忽视便意、用力排便等不良习惯有关，为神经肌肉调节紊乱。有的患者病程数年，也没有出现肌纤维的肥厚、纤维化。耻骨直肠肌综合征虽然多因感染引起，也可能初期即表现为肌肉肥厚、变硬及痉挛。

（二）二者在发病过程中有相互关系

感染可刺激耻骨直肠肌痉挛，形成反常的收缩，随后肌纤维水肿、纤维化。崔毅等认为痉挛是肥厚的基础，两者互有联系（崔毅，1995）。他报道的26例患者在常规肌电图（Electromyography，EMG）检查中表现为多项电位增多，排便时反常电活动明显增加；单纤维肌电图（Single fiber electromyography，SFEMG）正常；经排便造影检查诊断为盆底痉挛。此后，患者症状逐渐加重。1年后常规肌电图检查发现随意收缩短棘波多项电位增多，平均时限缩短，波幅下降；单纤维肌电图表现为Jitter值（每对电位的平均连续电位差）均增高，纤维密度增大。2年后上述肌纤维改变更甚，排便造影提示耻骨直肠肌肥厚，并经手术病理证实。由此可见，耻骨直肠肌肥厚是痉挛发生和发展的结果，值得临床高度重视。

三、盆底失弛缓综合征的临床表现

（一）发病年龄

国内文献报道的发病年龄为6～81岁，有详细年龄记载者458例，平均年龄为42.5岁。卢任华等报道118例盆底失弛缓综合征的病例，发病年龄为6～72岁，其中6岁1例，21～50岁94例，年龄≥51岁者23例。

（二）男女比例

在国内文献报道的盆底痉挛综合征和耻骨直肠肌综合征中，508例有详细性别记载，男女之比为1∶1.15。这一特点与其他类型的出口梗阻型便秘不同，其他类型的出口梗阻型便秘一般女性明显多于男性，本病男女之比基本一致。

（三）发病率

王李华等报道了18000人的人群调查结果，发现各类便秘者共377人，约占2.1%，而耻骨直肠肌综合征的患者为31人，占所有便秘者的8.2%。田波等报道耻骨直肠肌综合征占同期便秘患者的8.4%（39/465）。

（四）临床表现

正常人静息状态下肛门外括约肌和耻骨直肠肌呈收缩状态，在排便时或在模拟排便动作时上述肌肉松弛，肛管上口开放，以利粪便的排出。盆底痉挛综合征和耻骨直肠肌综合征的患者，无论是外括约肌和耻骨直肠肌痉挛，还是耻骨直肠肌肥大、瘢痕形成，当其排便时上述肌肉均不能松弛，反而呈过度收缩状态，致使肛管不能开放，排便困难。因此，二者的临床表现相同，患者均有排便困难症状，多为缓慢的、进行性加重的排便困难。患者在排便时需过度用力，往往越用力粪便排出越困难，部分患者在排便时常大声呻吟、大汗淋漓；排便时间较长，有些需半小时以上。崔毅等报道102例患者中排便时间≥3h者达37%；卢任华等报道118例患者排便间隔日期为2～30d（平均7d）。由于每次排便量少，粪便滞留于直肠，所以患者在排便后仍有便意、肛门下坠感和直肠下段的重压感，因而部分患者便次频繁。国内文献报道，部分患者每日排便3～5次，类似里急后重。部分患者常借助泻剂排便，但效果不可靠，泻剂的用量随病程的延长而增大。田波等报道在临床上曾遇到有的患者使用果导片，从1片逐渐增加至每日口服达30余片，仍不能将粪便顺利排出。卢任华等报道118例患者中有112例需采取一定措施，如服缓泻剂、用手指插入肛门或用水灌肠才能排便。部分患者病程较长，最长者达50年。在卢任华等报道的118例患者，病程为3个月～45年，平均8.9年。

第三节　盆底失弛缓综合征的诊断

一、症状和病程在诊断中的意义

对于盆底失弛缓综合征的诊断，症状和发病时间是一个关键因素。绝大部分学者认为，对于即使其他实验室指标符合诊断标准，临床上无症状或发病时间短者，均不应贸然下此诊断。王李华等报道耻骨直肠肌综合征患者的症状和发病时间与疾病的严重程度呈正相关，每次排便时间愈长，排便的反常反射时间也愈长，导致耻骨直肠肌的增生愈明显；每次排便时间长于30min，病史5年以上者，一般其肛管长度都在5.5cm以上，临床症状比较明显。因此，症状和发病时间应成为诊断耻骨直肠肌综合征的关键指标。

二、肛管的功能长度

盆底横纹肌收缩分为位相性收缩（随意性收缩）和张力性收缩（非随意性收缩）。李实忠等认为耻骨直肠肌病变不在于盆底肌的位相性收缩，而与患者的肛管长度有关。在排便反射活动中，患者的肛管不缩短反而延长，重度盆底失弛缓征患者的肛管长度超过正常值的2倍，并且其症状的严重程度与排便相肛管长度呈正相关。因此，排便相肛管长度在该综合征中是一个突出而易测的体征，应作为主要的诊断指标。

直肠指诊发现患者肛管张力较高，有时手指插入肛门较困难，需用力方能通过肛管。肛直肠环肥大，肛管较长，长者达6cm以上。直肠壶腹后方变深呈囊袋状。做提肛动作时耻骨直肠肌后缘向前上方收缩，其边缘较锐。在模拟排便动作时，耻骨直肠肌后缘不松弛反而向前上方收缩，肛管压力亦增高。部分患者甚至产生盆底肌肉、臀部肌肉的痉挛性收缩。停止排便动作后肛管可松弛。赵征元等对32例盆底肌失弛缓患者直肠指诊时发现，肛管压力增高患者有22例，模拟排便时括约肌有反常收缩或不松弛，其中8例有直肠下段指套样感觉，4例直肠下段向阴道凹陷。括约肌长度为（6.8±0.4）cm［正常为（3.0±0.5）cm］。王李华等通过对18000人的调查发现，肛管直肠指诊获得的平均肛管长度分别为：静息相3.12cm，排便相1.76cm。其中有便秘的377人的平均肛管长度为：静息相3.43cm，排便相2.03cm。

三、肛管测压

目前国内外研究者使用的测压仪器不同，方法亦不一致，故所报告的结果亦不一致。但总体上看，盆底痉挛综合征及耻骨直肠肌综合征患者的肛管静息压、最大收缩压明显高于正常人，肛管长度增加，直肠括约肌松弛反射消失、减弱或异常。赵征元等对32例盆底肌失弛缓患者进行了肛管压力的测定，结果表明26例肛管静息压超过正常值（6.8±1.5）kPa，最高达18.2kPa；模拟排便时肛管压力不下降反而升高者22例（7.2±1.8）kPa。保持静息状态，肛门直肠抑制反射减弱8例，反射消失10例，出现异常反射12例。李实忠等对26例盆底肌失弛缓患者及36例正常对照者进行了肛管压力的测定，结果发现患者的盆底横纹肌功能失常，直肠感觉功能降低。

四、肛肠肌电图

肛肠肌电图又称盆底肌电图，主要描记肛门外括约肌及耻骨直肠肌在静息状态下、用力收缩肛门时、模拟排便时的肌电图特征。

耻骨直肠肌痉挛及肥厚的患者，肌电活动减弱，动作电位电压下降，动作电位时间缩短，肌纤维放电密度增加，并有较多的短棘波多相电位，排便时活动增加。肌电图符合肌源性损害，可能由于肌纤维变性和炎症致电解质浓度改变，使肌纤维兴奋性增高，引起参与收缩的亚运动单位的肌纤维不同步收缩所致。耻骨直肠肌痉挛及肥厚伴有直肠前突、直肠内脱垂的患者肌电图表现较复杂，呈混合性损害，既有神经损害特征，又有肌源性损害的表现，这种患者治疗困难，预后较差。

崔毅等对64例耻骨直肠肌肥厚和32例耻骨直肠肌痉挛的患者进行了常规肌电图和单纤维肌电图检查。耻骨直肠肌综合征患者的常规肌电图异常率为92.2%，单纤维肌电图异常率为95.3%。耻骨直肠肌痉挛的患者常规肌电图异常率为86.3%，单纤维肌电图异常率为63.2%。

牛虹等报道了6例耻骨直肠肌痉挛患者的肌电图，发现患者在排便时，动作电活动增加，动作电位振幅达145～1750μV，呈干扰型放电。静息状态下有3例呈持续低频紧张性动作电位，波幅350～382μV，呈单个型放电。

肛肠肌电图能够描述肛管肌肉在各个时相活动的波形图，具有重要的临床诊断价值。但受以下因素的影响：①操作人员对肌电图的熟悉程度；②肛管肌肉在各时相的肌肉间的位置变化；③患者对一种损伤性检查的适应程度以及情绪变化的影响。因此，肛管肌电图虽然在临床诊断中具有重要的价值，但不能过分依赖此检查。

五、球囊逼出试验

球囊逼出试验阳性者，应怀疑为耻骨直肠肌痉挛或便秘伴会阴下降综合征；另外，直肠前突以及肛管黏膜脱垂的患者球囊逼出试验也表现为阳性，故该项检查不能作为盆底失弛缓征的主要诊断指标。但是，对于已经排除了其他引起出口处梗阻病变的患者，其诊断价值是显而易见的，并且其具有价廉的优势。国内文献报道82例盆底失弛缓征的病例，全部患者均不能排出直肠内50mL水囊。

六、结肠传输时间测定

在传统意义上，结肠传输时间测定是用来诊断或排除结肠慢传输型便秘的一项检查，但是，如果传输标志物在直肠上段和（或）乙状结肠停留的时间延长，在排除了其他出口梗阻型便秘的情况下，其能较好地反映耻骨直肠肌综合征的严重程度。因此，临床症状愈重，排便时间愈长的患者，残留标志物愈多，在直肠上段的停留时间愈长。该检查受周围因素影响很小，应作为耻骨直肠肌综合征的诊断指标之一。结肠传输试验诊断标准：72h标志物排出少于80%，未排出的标志物滞留于直肠和（或）乙状结肠内。喻德洪等报道了13例耻骨直肠肌综合征的结肠传输时间测定结果，有10例＞96h，7例为直肠潴留。

七、排便造影

（一）排便造影的意义

排便造影是诊断盆底痉挛综合征和耻骨直肠肌综合征的重要手段，特别是肛直角的大小变化有重要的诊断意义。肛直角代表盆底肌群（主要是耻骨直肠肌）的活动度。正常人静息状态下，耻骨直肠肌呈轻度收缩状态，肛直角约为92°（72°～125°），而力排时该肌松弛，肛直角增大，约为137°（105°～160°），以利于排便。若力排时耻骨直肠肌不松弛反而加强收缩，甚至持续痉挛，则肛直角不增大，或者保持在90°左右或更小，因而影响排便，导致便秘。Kuijpers等认为，在排除了其他可引起出口梗阻型便秘的原因，如肛裂、短节段巨结肠和肛门狭窄等之后，力排时盆底肌呈持续收缩状态，即表明盆底肌群功能紊乱，并可诊断为盆底痉挛综合征。1987年他们报告了一组盆底痉挛综合征的病例，其力排时肛直角较静坐时不增大，而仍保持在90°左右或更小。卢任华等在1990年报道了70例正常人的肛直角静坐时为98.67°±13.94°（72°～123°），力排时肛直角为118.4°±15.03°（94°～151°）。总之，如果排粪造影发现力排时肛直角不增大，仍然保持在90°左右或更小，确实可以表明盆底肌群（主要是耻骨直肠肌）痉挛，不管有无耻骨直肠肌压迹或是否合并其他异常，符合上述标准即可诊断盆底痉挛综合征。

另外，有的病例主要表现为耻骨直肠肌压迹，正常力排时不应有耻骨直肠肌压迹。如果排便时耻骨直肠肌收缩，甚至持续性痉挛，肛直角静坐与力排时持续性不变或变化较小，直肠肛管结合部后缘呈平板状改变（搁架征），表明耻骨直肠肌肥厚，肌纤维变性，部分肌纤维失去正常作用。排粪造影时较典型的X线征象为力排时肛直角不增大、耻骨直肠肌压迹和搁架征，这些是盆底痉挛综合征和耻骨直肠肌综合征的典型表现，其中肛直角最为重要。

（二）肛直角和耻骨直肠肌压迹的变化

卢任华等报道了排便造影中符合盆底痉挛综合征诊断标准的118例患者（133次）的X线检查资料，其中肛直角和耻骨直肠肌压迹的测量结果如下：118例患者力排时肛直角均≤90°；99例（83.9%）有明显的耻骨直肠肌压迹，力排时其深度为3～17mm，其中80例为7～14mm（卢任华，1990）。

作者依据肛直角的大小改变和有无耻骨直肠肌压迹及其深度不同分四个组进行统计，第1、2组在静坐和力排时无耻骨直肠肌压迹。第1组静坐时肛直角正常，力排时≤90°。第2组静坐和力排时肛直角均≤90°。第3、4组均有耻骨直肠肌压迹，其深度第4组＞第3组。第3组静坐时肛直角多数＜90°，但不伴耻骨直肠肌压迹，力排时肛直角≤90°，并伴耻骨直肠肌压迹；第4组静坐、力排时均有耻骨直肠肌压迹，有的伴有其他严重继发变化。结果显示，各组力排时的肛直角均≤90°。潘世友等报道了64例耻骨直肠肌综合征，将静坐时有无耻骨直肠肌压迹分为两组，第1组力排时出现耻骨直肠肌压迹（17例）；第2组静息和力排时均可见耻骨直肠肌压迹（47例）。两组在力排时都有耻骨直肠肌压迹并都出现搁架征；肛直角在静息和力排时无明显变化。

八、CT检查

王力等报道30例耻骨直肠肌综合征患者的CT检查结果，其中耻骨直肠肌厚度为（5.6±1.8）cm，20例正常人为（2.4±0.6）cm，两者差异显著（$P<0.01$）。

九、盆底失弛缓综合征的分度指标

为了便于临床治疗和疗效观察，有必要对盆底痉挛综合征的严重程度进行分度。因为该病的表现主要反映在肛直角和是否有耻骨直肠肌压迹及其深度上，卢任华等根据二者的变化将盆底痉挛综合征分成4度。长期排便困难、用力排便、腹内压升高，可使会阴下降，导致盆底肌张力逐渐减弱，阴部神经也受到损害。随之出现其他继发变化如会阴下降、肠疝、内脏下垂等，这些多发生在第Ⅲ、Ⅳ度者。所以，除了静息和力排时肛直角缩小及耻骨直肠肌压迹加深的程度不同外，会阴下降的程度也可以表示本病的严重程度。这种分度法对盆底痉挛综合征的严重程度的判断和疗效观察亦有一定的参考价值。

王李华等对377例慢性便秘患者进行了结肠传输时间、肛肠肌电图、气囊逼出、排便造影等检查，并收集了详细的病史，结果发现以耻骨直肠肌综合征为主者有31例。根据检查结果，他将耻骨直肠肌综合征分为轻、中、重三度，并依此提出了各项诊断指标。

盆底痉挛综合征可单独出现，也可和其他异常如直肠前突、直肠前壁黏膜脱垂和（或）直肠内套叠等并存。卢任华等报道的118例患者中，50%合并直肠前突，23.7%合并直肠前壁黏膜脱垂和（或）直肠内套叠。会阴下降、肠疝、内脏下垂可认为是继发变化，有这些变化者，病史均超过5年。会阴下降的出现率为39.8%。另外，这些患者中6例有肠癌，5例（女）为乙状结肠疝入直肠子宫陷窝内，1例（男）乙状结肠部分疝入膀胱直肠陷窝内，在连续6s摄片中，乙状结肠逐渐下降，疝至耻尾线以下13～58mm。潘世友等报道了64例耻骨直肠肌综合征，其中单纯耻骨直肠肌综合征21例（32.8%）；合并直肠前突、直肠内脱垂、直肠前壁黏膜脱垂43例（67.2%），会阴下降9例（14.1%），内脏下垂3例（4.7%）。

第四节　盆底失弛缓综合征的治疗

一、保守治疗

盆底痉挛综合征是一种正常肌肉的功能紊乱，与其他功能紊乱性疾病的原因一样，心理因素可能起重要作用。Preston等认为经某种形式的再训练可能对本病有效。治疗应以恢复正常肌肉的功能为主，而不应盲目切除或切断正常组织。对于症状较轻、病史较短，特别是耻骨直肠肌痉挛、肥厚伴有反常收缩者，应先采取非手术治疗，包括增加粗纤维饮食、足够量的饮水、缓泻剂、生物反馈疗法等，以上疗法可同时施行。

崔毅等报道盆底肌痉挛综合征多采用两种治疗方法：一是生物反馈法，通过生物反馈训练学会正确排便；二是局部注射肉毒素A，在神经肌肉接头处阻断胆碱能神经递质释放，较长时间麻痹注射部位的肌肉，从而改善症状。在采取这两种方法治疗的38例患者中，26例（68.4%）临床症状得到改善。

对于耻骨直肠肌综合征的治疗方法，应根据病情的严重程度行综合性治疗。王李华等对8例轻度患者予以保守治疗，采用三多疗法，即多运动（仰卧位踢脚运动及顺时针按摩腹部）、多饮水（每日晨起饮700～1000mL温开水）、多纤维素饮食，同时行局麻扩肛（每周1次，每次扩肛7min），进行系统的排便反馈训练，共治疗3个月。对于11例中度的患者采取手术或非手术治疗，其中，5例行耻骨直肠肌部分切除；另6例采取与轻度患者一样的治疗方案。对于12例重度的患者，全部行手术治疗，如耻骨直肠肌和（或）外括约肌部分切除术，均取得良好的疗效。

（一）饮食疗法

饮食疗法适用于症状轻、病史短、耻骨直肠肌痉挛或肥厚伴有反常收缩的患者，增加食物纤维的摄入量，多吃富含纤维的食物，如魔芋粉（50g/d）或麦麸粉（50g/d）、大白菜、卷心菜、香蕉等。增加饮水量，每日不少于2500mL。

（二）生物反馈治疗

常用的生物反馈治疗方法有三种：压力介导的生物反馈、肌电介导的生物反馈和排便造影介导的生物反馈法，前两种较常用，尤其肌电反馈治疗方法应用最多。

Wexner等认为生物反馈治疗是治疗盆底痉挛综合征的首选方法。作者对确诊的18例盆底痉挛综合征患者进行了生物反馈治疗，每次治疗1人，所有患者平均接受8.9（2～19）次。对患者随访了平均9.1（1～17）个月，16例（88.9%）被认为治疗成功，而且无并发症。

牛虹采用测压仪治疗6例盆底痉挛综合征，每日训练一次，每次做模拟排便动作10～15个，10次为一疗程，治疗3～6个疗程。2例疗效显著，每日自主排便1～2次；4例排便顺利，每1～2d自主排便1次，每次10～20min。测压仪治疗方法：患者坐于有孔椅上，将肛管直肠测压仪的压力探头插入肛管内3min后，嘱患者做排便动作，并在测压描记仪上观察肛管压力波动情况，根据肛压图形来指导患者做正确的排便动作。反复训练患者，直至达到正确的肛压下降波形。治疗期间多食粗纤维食物，2例患者口服液状石蜡，每晚1次，每次10mL。

（三）肉毒杆菌毒素治疗

Shafik等对诊断明确的15例耻骨直肠肌综合征患者采用向外括约肌顶襻处注射肉毒杆菌毒素的治疗方法，治疗后随访（14.6±3.3）个月，治疗效果满意，无明显的副作用。学术界认为该法是在生物反馈治疗失败后可采用的一种简单、易行、安全有效的方法。但是，Haian等将肉毒梭状芽孢杆菌A型神经毒局部注射于耻骨直肠肌，临床观察远期效果不令人满意，且并发大便失禁率高。

（四）扩肛术

王李华等认为，对于轻、中度的耻骨直肠肌综合征进行局麻扩肛治疗，尤其是在局麻时加入小剂量美蓝，能延长肛管横纹肌的麻醉时间。此阶段若进行排便反馈训练，能收到更好的效果。作者采用该方法治疗13例耻骨直肠肌综合征患者，治愈率分别为轻度85.7%（6/7），中度83.3%（5/6），说明上述方法是有效的。田波等也认为，在局麻或骶管麻醉（简称骶麻）下扩肛是一种有效的治疗措施。笔者对3例耻骨直肠肌痉挛伴反常收缩者行骶管麻醉下扩肛治疗2～3次，患者症状完全消失，随访2.5年无复发。另外，国外报道了应用扩肛治疗仪或扩张棒行扩肛术，Maria等采用3个不同直径的扩张器，分别为20mm、23mm、27mm，由细到粗先后将3个扩张器插入肛管，每个插入10min，共扩张30min，每日治疗一次。13例耻骨直肠肌综合征的患者，在治疗6个月后症状得到明显改善，服用泻剂的人数及泻剂的用量明显减少，肛管最大收缩压由平均93mmHg降至62mmHg，力排时肛直角由95°增大到110°，因此认为扩肛术是简单有效的治疗方法。

（五）阴部神经阻滞治疗

笔者应用阴部神经阻滞技术对72例患者进行了治疗，治疗时患者取膝胸位，常规臀部消毒后，在坐骨结节上方2cm进针，另一手插入肛门，其在指引下进针至坐骨棘处，注入含有2%利多卡因以及复方倍他米松（得保松）、维生素B_1和维生素B_{12}混悬液1mL，测定阴部神经诱发电位，发现诱发电位消失，同法注入对侧阴部神经附近。结果显示55例患者在0.5～3年的随访中无复发，12例患者治疗后症状缓解，总有效率达93.1%。6.9%的患者治疗后2d～1周后症状复发。部分患者接受二次注射后症状仍无缓解。

（六）微波疗法

蔡建平报道用微波治疗耻骨直肠肌综合征1例，方法：肛内插管8cm，设温度41.5℃，治疗时间为30min，隔日1次，6次为1疗程。治疗6次后，患者排便规律。其疗效有待进一步观察。

二、手术治疗

非手术治疗无效者才可考虑手术治疗，但手术效果多不确切，或易复发。这可能与本病为整个盆底肌的不协调活动，单独处理某一肌肉不能改变整个盆底肌的功能状态有关。另外，耻骨直肠肌切断或部分切除术后的瘢痕可能进一步加重排便困难。所以，手术治疗盆底痉挛综合征一定要慎重。目前手术治疗主要针对耻骨直肠肌综合征，因为耻骨直肠肌肥大、瘢痕形成，理论上切除部分耻骨直肠肌甚至同时切除部分外括约肌的手术是合理的。自1964年Wasserman报告该手术方式以来，Walace、河野通孝等先后报道采用此手术使患者便秘症状得以缓解，Yashioka报道采用该手术效果满意，有效率达62%。但近期资料证实其疗效不持久，术后早期可获满意的疗效，一般在2～3个月后排便困难症状又逐渐出现，有部分患者的症状较术前更为严重。其原因可能是盆底痉挛综合征不仅仅是耻骨直肠肌在排便时有反常收缩，而是参与肛门自制的肌肉收缩不协调；另外耻骨直肠肌部分切除术后早期其反常收缩消失，但随着时间的推移，瘢痕组织又将耻骨直肠肌连接在一起，耻骨直肠肌痉挛重新出现，所以单纯切除部分耻骨直肠肌往往效果欠佳。

目前，文献报道对非手术治疗效果不佳者及耻骨直肠肌瘢痕挛缩者可选用手术治疗。手术方法有耻骨直肠肌全束部分切除术、侧方部分切除术、瘢痕松解术等。术后气囊扩肛和粗纤维饮食可防止肌肉断端粘连复发，并帮助恢复排便反射。

（一）耻骨直肠肌全束部分切除术

1. 适应证

耻骨直肠肌综合征。

2. 麻　醉

鞍区麻醉（简称鞍麻）、蛛网膜下腔麻醉（简称腰麻）或连续硬膜外阻滞麻醉。

3. 体　位

折刀位。

4. 手术步骤

（1）切口：自尾骨尖上方1～1.5cm处向下至肛缘，切口长约5～6cm。

（2）游离耻骨直肠肌：术者左手示指插入肛门内，扪及后正中位肥厚的耻骨直肠肌，将其向切口方向顶起，分离耻骨直肠肌表面的软组织并将其切开。仔细分辨肥厚的耻骨直肠肌与肛门外括约肌深部，用弯止血钳自尾骨尖下方游离耻骨直肠肌上缘，在耻骨直肠肌后面与直肠壁之间向下游离，达肛门外括约肌上缘的深部。然后沿耻骨直肠肌与肛门外括约肌交界处将耻骨直肠肌下缘游离。游离的耻骨直肠肌长约2cm。

（3）切除部分全束耻骨直肠肌：将游离的耻骨直肠肌用止血钳钳夹1.5～2cm，在止血钳内侧将其切除，耻骨直肠肌断端缝扎止血。

（4）缝合切口：用生理盐水或甲硝唑冲洗创面，检查直肠后壁有无损伤及活动性出血后，放置橡皮条引流，缝合皮下组织及皮肤。

（二）闭孔内肌移植术

闭孔内肌位于左右两侧闭孔的内侧面，被闭孔内肌筋膜覆盖，该筋膜形成肌鞘并附着于坐骨和耻骨支，闭孔内肌在排便时呈收缩状态，使两侧臀部向外侧翻张。肌电图研究表明，无论在正常人还是盆底痉挛的患者，其闭孔内肌在排便时或在模拟排便动作时均呈收缩状态。闭孔内肌肌腱切断后不影响髋关节的内旋内收动作。闭孔内肌移植后建立了肛管扩张机制，以对抗反常收缩的耻骨直肠肌和肛门外括约肌，又不影响直肠的感觉，也不损害排便的节制肌肉。从理论上讲，闭孔内肌自身移植术是治疗盆底痉挛综合征的理想方法。杨新庆等对37例诊断明确的盆底痉挛综合征的患者采用了该法，并对该法进行了改良，取得了满意的疗效。患者术后排便造影证实肛直角在提肛及力排时明显增大，肛管静息压、最大缩窄压明显降低，排便困难症状缓解或消失。因此，闭孔内肌自身移植术是一种治疗盆底痉挛综合征的有效手术方法。

1. 适应证

盆底痉挛综合征。

2. 麻 醉

骶管麻醉（简称骶麻）或连续硬膜外阻滞麻醉。

3. 体　位

折刀位。

4. 手术步骤

（1）切口：在距肛缘1.5cm处的坐骨直肠窝左右两侧各做一长约5cm的切口。

（2）解剖闭孔内肌下缘：切开皮肤、皮下组织及坐骨直肠窝的脂肪组织。术者左手示指插入直肠，在坐骨结节上2cm处触摸到闭孔内肌下缘，用拉钩牵开坐骨直肠窝内的组织，在左手示指的引导下用尖刀切开闭孔内肌筋膜。用锐性和（或）钝性的方法游离闭孔内肌的下缘和后下部。

（3）闭孔内肌移植术：将游离的闭孔内肌后下部、闭孔内肌筋膜缝合在肛管每一侧的耻骨直肠肌、肛门外括约肌深部和浅部之间。每侧缝合3针，即前外侧、正外侧和后外侧各缝合一针，3针缝合后一起打结。

（4）缝合切口：检查无活动性出血后，放置橡皮条引流，缝合皮肤。

（三）改良胆直肠环闭孔内肌缝合术

赵征元等通过对200余例便秘患者进行直肠指诊、盆底肌电图、肛门直肠压力测定及排便造影检查发现，该病的特点是所有组成盆底的肌肉均有不同程度失弛缓的病理变化，若仅对其中一种肌肉进行治疗，如耻骨直肠肌、肛门外括约肌、肛门内括约肌切断或部分切除术等，虽然近期效果满意，但远期效果并不乐观。

统计资料表明，50%以上的接受手术治疗的盆底肌肉失迟缓症病例术后半年或1年后症状再度出现，究其原因，一是单纯切断部分或切除一种肌纤维，不能改变或只能暂时改变肌肉活动，因为盆底肌失弛缓症是盆底肌整体的不协调收缩活动所致；二是切断的括约肌断端血肿机化，相互粘连形成瘢痕，加重肛管狭窄，故不能彻底纠正便秘的病理生理状态。改良肛直肠环闭孔内肌缝合术以盆底肌整体为基础，将肛直环从两侧与同侧的闭孔内肌腱膜固定在一起，从而使该肌在排便时的反常收缩和不能松弛状态消失，与切断或切除术比较，避免了只对一种肌纤维进行治疗，而忽略盆底肌整体活动作用，也不存在断端机化粘连带来的远期复发的弊端，同时保留了肛直肌环的原有解剖结构。赵征元文献等用该手术方法治疗32例患者，随访3个月至1年，治愈18例，好转14例，有效率为100%。另外，伴有盆底下降的病例术后排便造影检查显示，其并存异常得到纠正或很大程度的减轻，随访所有病例无明显复发，但远期效果尚待进一步观察。

1. 麻醉

采用骶管麻醉或鞍区麻醉。

2. 体位

取折刀位，用5cm×40cm的胶布两条，先将其中一端分别粘贴在两侧臀部坐骨结节外侧皮肤，再牵拉另一端使肛周充分显露后固定在手术台旁。

3. 切口

于右侧坐骨结节内侧0.5～1.0cm处做一凹面向内的弧形切口，长约3cm。

4. 手术步骤

（1）显露肛直肠环：分离脂肪组织，直至显露括约肌的环形纤维，术者左手示指伸入肛管内，触及肛直肠环同侧肌组织，至耻骨直肠肌后出针，暂不打结，另取两个无损伤针线，在距此上下1.0cm处各做一相同缝合，其深度达到黏膜下层，勿穿透黏膜。

（2）将肛直肠环缝合于闭孔内肌：左手示指沿右侧坐骨结节，向深部顺其坐骨支找到闭孔内肌，右手持夹无线空针持针器，带上从耻骨直肠肌穿出的线端，于同侧闭孔内肌的深部进针，向浅部腱膜处出针，待其余两针缝合完毕后，再与穿入肛直肠环的另一相应线端各自结扎，针距为1.0cm，用同样方法行左侧手术，两侧完成后，直肠指诊可发现肛管压力明显下降。

（3）切断耻骨直肠肌加皮下组织与直肠浆肌层。

（四）缝合术

1. 体位

取俯卧位，稍屈髋，腰麻。

2. 切口

从尾骨尖处向下做正中切口，长3～4cm。逐层切开，暴露尾骨尖。

3. 手术步骤

（1）切断耻骨直肠肌：术者左手示指插入直肠，向上顶起耻骨直肠肌，以弯钳挑起此肌束，不做分离而直接钳夹切断，残端结扎止血，冲洗伤口。

（2）皮下组织与直肠浆肌层缝合：将两侧的皮下组织经耻骨直肠肌残端与直肠浆肌层间断缝合，然后缝合皮肤切口。

4. 手术的优点

避免分离切除耻骨直肠肌，消灭切口内的无效腔，减少切口内的积血、感染及窦道的形成概率，防止因耻骨直肠肌断端粘连而引起复发。

（五）局麻联合骶麻行耻骨直肠肌切断加闭孔内肌自体移植术

肖明报道了一种新术式：在行局部浸润麻醉直肠后壁外侧的肌肉时，嘱患者提肛、力排，仍能探及反常收缩的肌束，这样既可确切切断影响排便的耻骨直肠肌，又可避免术后复发或大便失禁。因闭孔内肌自体移植手术操作范围较大，位置较深，可于切断耻骨直肠肌后进行骶管麻醉，然后行闭孔内肌自体移植术。

三、手术疗效

尽管文献中报道的手术有效率差别较大，但疗效是显著的。有效率存在差别的原因可能与手术指征、手术方式及疗效评价标准不同有关。综述国内外14篇文献报道的手术疗效，手术的优良率为84.6%。田波等报道了11例行扩肛手术及其他手术治疗的耻骨直肠肌综合征患者，术后所有患者症状完全消失、排便通畅。

国内外文献报道的临床效果不尽一致，主要有以下两个方面的原因：一是手术指征不尽相同，如Kamm等报道的病例包括巨直肠症等；二是手术方法有差异。目前文献报道的手术方法考虑到耻骨直肠肌与盆底肌及直肠壁有肌束连附，切断后不会全部退缩，有重新粘连的可能，认为以后方部分切除为宜，并尽可能沿直肠壁向两侧分离，至少切除肌束1.5～2cm。在不影响伤口愈合的情况下，及早行气囊扩肛，可避免耻骨直肠肌粘连，还可训练患者的排便反射。

四、术后并发症

（一）耻骨直肠肌部分切除术后的并发症

耻骨直肠肌部分切除术后的并发症包括大便失禁、直肠壁损伤引起的切口感染或瘘管形成等。Barnes报道有5例患者术后出现气体、稀便和黏液失禁。失禁的原因是长期摒便引起会阴下降，牵拉损伤支配外括约肌的阴部内神经，导致终末神经元的潜伏期由正常的（1.9±0.2）ms延长至（2.5±0.3）ms或更长，肛门外括约肌呈部分或完全去神经支配状态，随意缩肛功能明显减弱。此种情况下切断耻骨直肠肌易发生大便失禁。因此，术前常规检查肛门外括约肌及其支配神经的功能是必要的。耻骨直肠肌周围有脓肿时，术后易形成肛瘘。田波等报道术后发生肛瘘1例，可能是未处理好脓肿内口或存在直肠黏膜血运障碍所致。喻德洪报道18例病例中，1例术后大便失禁，患者在术后2个月后能控制排便；1例行瘢痕分离时直肠破裂，修补后治愈；4例发生切口感染（均有局部感染史）。

（二）手术失败的原因

（1）未同时处理合并症：长期便秘常并发直肠黏膜内套叠、会阴下降等合并症。如果未同时处理，则便秘仍会存在。

（2）肌肉断端粘连复发：耻骨直肠肌与盆底肌及直肠壁之间有肌束连附，耻骨直肠肌切断后的断端不会完全退缩。因此，单纯行耻骨直肠肌切断或切除长度不够（<1.5cm）时，术后可因两断端粘连而复发。

（3）肛管直肠的顺应性未恢复：肛管直肠周围的感染或多次的手术使耻骨直肠肌及其周围瘢痕化严重，破坏了肛管直肠的顺应性。另外，术中分离切除瘢痕不够，也不能收到满意效果。术前局部理疗和气囊扩肛有助于瘢痕软化及恢复肛管直肠的顺应性。

五、中医治疗

用中药辨证论治来治疗便秘，有一定的效果，但起效时间较长，且停药后会复发。运用中药汤剂辨证加减，同时辅以福松、复方角菜酸酯栓等治疗，滋阴生津、行气通便。中医治疗盆底失弛缓型便秘的特色疗法主要有以下两种：①针灸。针灸能补能泻，折强济弱，具有双向调节功能。②切开挂线术。此外还有报道运用穴位贴敷、推拿、电针等方法治疗者，均取得一定的疗效。

盆底失弛缓综合征易于诊断却难以治疗，手术治疗应该慎重，建议首选生物反馈治疗，但是有关生物反馈的治疗方案不统一，所用设备也存在差异，文献研究中纳入标准以及评价标准也存在不同之处，尽管研究报道生物反馈疗法治疗盆底失弛缓综合征是有益的，但尚缺乏高质量的研究。另外，心理因素常导致盆底肌动力异常，并影响治疗效果，因而心理干预在盆底失弛缓综合征治疗中的作用也不容忽视，并需要进一步的研究。

（保红平）

参考文献

Hallan RI, Melling J, Womack NR, et al. Treatment of anismus in intractable constipation with botulinum a toxin[J]. Lancet, 1988, 332(8613): 714-717.

Kamm MA, Hawley PR, Lennard-jones JE. Lateral divisionof the puborectalis muscle in the management of severe constipation[J]. Br J Surg, 1988, 75(7): 661-663.

Maria G, Anastasio G, Brisinda G, et al. Treatment of puborectalis syndrome with progressive anal dilation[J]. Dis Colon Rectum, 1997, 40(1): 89.

Shifik A, El-sibai O. Botulin toxin in the treatment of nonrelaxing puborectalis syndrome[J]. Dis Surg, 1998, 15(4): 347-351.

Wexner MD. Prospective assessment of biofeedback for the treatment of para doxical puborectalis contraction[J]. Dis Colon Rectum, 1992, 35 (2): 145-150.

蔡建平. 微波治癌机治疗耻骨直肠肌综合征1例[J]. 中国肛肠病杂志，1995, 5(1): 39-40.

崔毅，喻德洪，郑惠民，等. 肛肠肌电图对盆底疾病的诊断价值[J]. 大肠肛门病外科杂志，1995, 1 (2): 7-9.

李实忠. 盆底失弛缓综合征[J]. 中国肛肠病杂志，1995, 5(1): 17-20.

卢任华，陈建伟，王东风，等. 盆底痉挛综合征X线诊断[J]. 中华医学杂志，1990, 70(2): 56.

卢任华，谢群仙，陈栋，等. 耻骨直肠肌肥厚症的排便造影诊断[J]. 中华医学杂志，1991, 71 (11): 633.

牛虹. 生物反馈法治疗盆底痉挛综合征[J]. 大肠肛门病外科杂志，1996, 2(3): 20-21.

潘世友，曹长贵，段胜，等. 耻骨直肠肌综合X线诊断及其临床应用[J]. 中国肛肠病杂志，1996, 16(5): 11-12.

田波，李云华，杨世玲，等. 耻骨直肠肌综合征的诊断及治疗[J]. 大肠肛门病杂志，1999, 5(4): 57-58.

田波，周殿伦，段全红，等. 耻骨直肠肌综合征诊治体会[J]. 中国肛肠病杂志，1993, 3(5): 17-18.

王李华，余耀生. 耻骨直肠肌综合征[J]. 大肠肛门病杂志，1999, 5(2): 16-18.

肖明，赵雁南. 局麻联合配麻行耻骨直肠肌切断加闭孔内肌自体移植术[J]. 中国现代手术外科杂志，2007, 11 (2): 148.

肖元宏，刘洲禄，刘贵麟，等. 成人盆底痉挛综合征型便秘的分型及其病理生理机制[J]. 世界华人消化杂志，2007, 15 (7): 767-771.

喻德洪，崔东风. 耻骨直肠肌综合征的外科治疗[J]. 实用外科杂志，1990, 10(11): 599-600.

赵虎林，喻德洪. 慢传输型便秘和盆底痉挛[J]. 大肠肛门病外科杂志，1996, 2(3): 56-58.

赵征元，杜丽，俞恒，等. 盆底肌失弛缓症手术治疗的研究[J]. 中国肛肠病杂志，1998, 18(1): 11-12.

第八章　肛门失禁

第一节　肛门失禁的概述

一、定　义

肛门失禁是指机体自主排气和（或）排便（固态或液体）的功能丧失。粪失禁（Fecal incontinence，FI）仅指不自主地排出液体粪便和固体粪便。肛门失禁大多数情况下等同于粪失禁。有学者提出，肛门失禁是特指年龄＞4岁的人群，每天发生2次或2次以上不随意控制的排便和排气，持续时间超过1个月。肛门失禁常伴有粪块嵌塞、腹泻或肛门括约肌功能不全。肛门失禁虽不直接威胁生命，但会给患者造成生理和心理上的双重打击，干扰其正常生活和工作。肛门失禁可分为完全性失禁和不完全性失禁。完全性失禁是指肛门不能控制干便、稀便及气体的排出。不完全失禁是指肛门仅能控制干便而不能控制稀便和气体的排出。基于失禁的机理，大便失禁分为：急迫性大便失禁（有排便感，但不能保留粪便）和被动性大便失禁（在失禁发生前没有排便意识）。

二、肛门失禁的发生率

肛门失禁的发生率为1.5%～15%，但此数据可能存在被低估的情况，因为据统计只有25%的肛门失禁的患者会有肛门失禁的主诉。

肛门失禁的发生与年龄密切相关，随着年龄的增加而增加。年龄＞65岁的人群中，肛门失禁发生率可以达到18%。一些老年人，即使从未行任何肛门手术者仍有可能发生肛门失禁，站立过久即不自觉有粪便排出肛外，尤其让老人们感到痛苦。肛门失禁主要有三方面的原因：①老年人皮下脂肪少，肌肉力量弱，肛周括约肌松弛，导致肛门异常松弛而关闭不严。再加上老年人直肠收缩无力，大便不能一次排完，残留部分粪便于直肠内，更易发生肛门失禁。②长期有痔核脱出或直肠脱垂，持续对肛门括约肌产生冲击，导致肛门外括约肌被动拉长，肛门收缩无力，肛门静息压力变低，也容易导致肛门失禁，这样的患者典型特点是肛管短，有时黏膜已经暴露于肛门外。③老年人的各种疾病（如椎间盘脱出、糖尿病、肿瘤）均会导致盆底、肛周会阴部神经受损或反射减弱，致使便意减弱或便意消失，当粪便积累较多时，即不自觉"溢出"肛门。

肛门失禁患者中，女性多于男性。在尿失禁的女性中，尤其是急迫性尿失禁的女性中，具有很高的肛门失禁发生率。流行病学调查发现，30%的女性在尿失禁的同时存在肛门失禁。女性肛门失禁较常见，这与分娩损伤密切相关。分娩既可导致结缔组织的损伤，又可造成神经的损害。女性肛门直肠功能是由一个"整体"的系统进行控制的，肛门为一个中空的管道，其在弹性范围内被牵拉，才能使之变得十分刚性，成为粪便通过的光滑通道，并有效闭合。在整个排便系统中，盆底悬吊韧带起着关键作用，盆底悬吊韧带的松弛和附于韧带的肌肉损伤可导致女性肛肠功能障碍。肛门直肠功能障碍，即可引起女性肛门失禁。根据肛门直肠的功能，将女性肛门失禁分为两大类：①正常盆底功能包括直肠内容物的性质异常、直肠顺应性异常、直肠敏感性异常。②异常盆底功能包括盆底结构的损伤（肛门内外括约肌损伤）、盆底肌肉去神经化、遗传性和不明原因（60%～70%）的盆底功能异常。

三、肛门失禁的危险因素

肛门失禁的危险因素包括高龄、腹泻、急便感、尿失禁、糖尿病和激素疗法等，激素疗法会增加绝经后妇女肛门失禁的风险。肛门失禁通常同时并发其他疾病，如臀红；会阴部、骶尾部、肛周皮肤炎症及褥疮；肛周溃疡等，严重影响患者生活质量，不仅给患者带来极大的痛苦，而且给护理工作带来诸多困难。有报告指出，在全球范围内，每年大约需要花费4亿美元用于大小便失禁患者的内衣裤开支。随着中国人口老龄化的日益加剧，肛门失禁的发病率也逐年增加，相关社会负担越来越重。

由于认识不充分和缺少适当的诊断方法，直到现在这些问题在很大程度上还是被忽视。随着近年来全球开展了大量相关领域的研究，促进了人们对肛门失禁的理解。

第二节　肛门失禁的病因和发病机制

一、肛门失禁的发病机制

肛门失禁的发病机制非常复杂。肛门括约肌需具备区分固体、液体以及气体的能力，同时能随意控制排放其中的一种组分，并保持住其他组分。控制排便是一个很复杂的生理过程，肛门自制主要与肛门括约肌功能、粪便性状、结肠传输功能、直肠容量和顺应性、盆底解剖结构以及中枢神经系统等密切相关，并由这些因素共同作用形成一个精密的系统以维持控便功能。任何环节的功能异常均能引起肛门失禁，尤以肛门括约肌与排便自制关系最为密切。未排粪时，肛门内括约肌呈持续性不自主的收缩状态，闭合肛管。排粪时肛门内括约肌充分松弛，保证肛门足够扩张。肛门外括约肌平时闭合肛管，排粪时舒张，帮助排粪，排粪后又立即使肛管闭合。肛管静息压和肛门最大收缩压对维持肛门自制具有重要作用，50%～85%的肛管静息压由肛门内括约肌的张力收缩产生，其余由肛门外括约肌（25%～30%）和肛垫（15%）提供。而肛管最大收缩压则主要由肛门外括约肌和耻骨直肠肌收缩产生。

二、肛门失禁的病因

局部会阴病变、直肠顺应性异常、感觉减退、粪便性状改变等都会导致大便失禁，大便失禁通常由多因素引起，这些因素往往同时存在。

（一）局部会阴部病变

根据解剖位置的不同，局部会阴部病变可分为肛门括约肌损伤和直肠病变。

1. 引起肛门括约肌损伤的原因

引起肛门括约肌损伤的原因有产后损伤、性侵、烧伤、烫伤和化学药品腐蚀引起的大面积瘢痕，其中产后损伤为最常见的原因。产后损伤是引起健康妇女肛门失禁最常见的原因。阴道分娩过程中通常也会因为牵拉而损伤盆底肌肉、筋膜和韧带。目前较公认的观点认为，阴道分娩通过两个途径损伤正常的肛门控便结构：①肛门括约肌肌肉的机械性创伤。早期的报道认为，近3%的妇女产后发生Ⅲ～Ⅳ度的肛门括约肌撕裂伤，后发现其发生率有上升趋势。1999年的报道认为，产后肛门括约肌撕裂发生率高达14%。腔内超声检查发现，临床未见肛门括约肌损伤的产妇，仍有20%～35%存在隐性肛门括约肌损伤。肛门括约肌损伤大部分都发生在会阴前部。妇产科医师为产妇接生时，必须仔细检查产妇的肛门括约肌是否受损，对于损伤的组织一定要在产后马上进行首次修补。②支配肛门括约肌和盆底肌神经的损伤。阴道分娩（特别是第二产程延长）、巨大儿（出生体重≥4000g）、器械助产等可能会损伤支配盆底器官和组织的神经结构。据统计，6%产科损伤的患者会出现会阴神经损害。

肛门部其他手术，如肛瘘手术和痔疮手术均可能引起肛门括约肌损伤。肛管癌和肛门会阴部的克罗恩病亦可引起肛门括约肌损伤。继发于痔切除术的肛门失禁原因多为不恰当的操作导致的内外括约肌的损伤。

2. 直肠病变

直肠病变包括慢性炎症性直肠病变、放射性直肠炎、直肠癌、大便嵌塞、直肠脱垂和直肠癌手术（比如Dixon手术，即直肠低位前切除术）。骨盆放疗会显著提高肛门失禁的发生率。放疗可引起直肠乙状结肠炎、小肠损伤、小肠瘘、直肠容量降低、直肠黏膜敏感性降低和神经病变，从而导致肛门失禁。如果患者接受放疗后重做直肠切除术，切除被辐射组织，并建立非辐射的储存层，可改善肛门失禁的症状。

（二）全身性病变

由慢性肠炎、肠易激综合征、感染性腹泻等引起的急性或慢性腹泻。系统性硬化病亦可引起肛门失禁。

（三）神经性病变

神经性病变包括中枢性和外周性神经病变。中枢性神经病变包括脑卒中、休克，受惊吓之后也可出现暂时性大便失禁；若胸、腰、骶椎段压迫损伤脊髓或脊神经，可造成截瘫，从而引起肛门失禁。而外周性神经病变，包括糖尿病或酒精性神经病变等均可能引起肛门失禁。

第三节　肛门失禁的诊断

一、临床表现

患者不能随意控制排气、排便，粪便从肛门不自主溢出，咳嗽、下蹲、行走、睡觉时都可有粪便流出，污染衣裤。会阴部受粪水刺激，肛周皮肤出现瘙痒、糜烂、溃疡或疼痛等，疾病影响患者自尊及日常生活，少数患者甚至出现精神障碍。

二、体格检查

为明确病因应进行全身检查，腹部和盆腔检查为重点。

（一）神经系统检查

评价脑神经功能、下肢感觉和肌力，诱发下肢反射、球海绵体肌反射、缩肛反射是神经系统检查的重点。检查的目的为评估低位腰神经根和骶神经根的功能，可通过触摸肛周皮肤或用棉签刺激阴茎头（阴蒂）检查会阴反射，支配肛门外括约肌的运动神经（$S_2 \sim S_4$）的完整性可通过缩肛反射、球海绵体肌反射和咳嗽反射来检测。

（二）肌肉的力量

应分别在静息和主动收缩时评价盆底肌肉的力量、持续时间和向前的提升力，还应该注意这些肌肉的松弛能力。当肛管和直肠成90°角时，易触到耻骨直肠肌。耻骨直肠肌的主动收缩可使检查者的手指向前朝耻骨支"提升"。肛门外括约肌张力和收缩力降低，通常提示阴部神经病变。阴部神经病变也可以通过影响耻骨直肠肌使肛管直肠角变钝和主动收缩功能降低来检测。可通过棉签试验检测肛管直肠的角度：患者取仰卧位，在静息和用力时可检测到棉签的偏移。

（三）肛门直肠检查

视诊常见肛门张开呈圆形，伴有肛门畸形、缺损、瘢痕，肛门部皮肤湿疹样改变。完全性失禁时，用手牵开臀部，肛管可完全松弛呈圆形，有时肛管部分缺损或瘢痕形成，从圆孔处常可看到直肠腔。直肠指诊时肛门松弛，收缩肛管时，肛门括约肌及肛管直肠环收缩不明显或完全消失，如为损伤引起，则肛门部可扪及瘢痕组织，不完全失禁时指诊可扪及括约肌收缩力减弱。

三、辅助检查

（一）内镜检查

内镜检查可见直肠肠腔扩张，黏膜松弛脱垂，乙状结肠肠腔空虚，粪便污染。直肠镜检查可观察肛管部有无畸形，肛管皮肤、黏膜状态，肛门闭合情况。纤维肠镜检查可观察有无结肠炎、克罗恩病、息肉、肿瘤等。可使用硬管结肠镜观察有无完全性直肠脱垂。

（二）排粪造影检查

排粪造影检查可测定肛管括约肌、肛管、直肠部形态解剖结构，动力学功能状态的X线钡剂检查可观察有无失禁及其严重程度，随意漏出大量钡剂是失禁的标志。若灌入直肠的造影剂可通过提肛保留，说明肛门括约肌有一定功能；若造影剂随意流出，说明肛门失禁。图8-1为直肠黏膜松弛引起肛门控便能力下降。

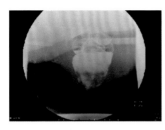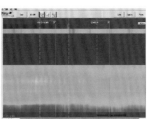

图8-1 静息状态X线见造影剂自肛口流出

（三）肛管超声检查

肛管超声检查可用来了解肛门内括约肌是否完整，对怀疑有肛门括约肌损伤的患者有一定帮助，不但可以了解缺损的部位及范围，还可以为手术切口的选择提供一定的依据。

（四）MRI检查

MRI在诊断肛门括约肌缺陷上等同或优于超声，可显示肛门括约肌缺损的部位及范围，对于经肛管超声结果不确定或报告质量不好者可考虑行MRI检查或MRI排粪造影检查。

（五）钡灌肠

钡灌肠在静止状态下进行，剂量为5岁以下患者30～50mL，5～10岁患者50～100mL，10岁以上患者100mL，可观察肛管直肠角的形态，肛管是否闭合。

（六）肛门直肠电生理学测试

目前，有很多方法可用于评价肛管直肠生理功能，如肌电图、肛门测压、直肠顺应性和阴部神经终末运动神经潜伏期（PNTML）试验等。

1.肛管直肠压力测定

肛管直肠压力测定可测定肛门内外括约肌及耻骨直肠肌有无异常（见图8-2）。可测定肛门直肠抑制反射，了解其基础压、收缩压和直肠膨胀耐受容量。包括肛门内括约肌控制的静息压，外括约肌随意收缩时最大压力，舒张时刺激的知觉阈值。肛门失禁患者表现为肛管直肠内压力降低，肛管收缩压下降，直肠肛管抑制反射消失。一般肛管直肠压力值呈梯度分布，已报告的压力值范围较大，为2～13kPa。

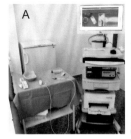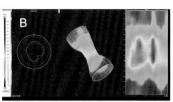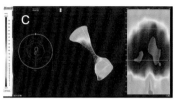

A.3D肛门直肠测压仪；B.静息时的形态；C.收缩时的形态。

图8-2 肛管直肠压力测定

2.直肠感觉阈值测定

将6cm×4cm大小、带有导管的球囊置入直肠，然后向球囊内注入水或气体，正常直肠的感觉阈值是40～50mL，如为神经性肛门失禁，直肠感觉阈值消失。

3. 球囊逼出试验

球囊逼出试验可用来判断直肠的感觉是否正常，也可判断肛门括约肌的功能，如肛门括约肌受损、无功能，则球囊可自行从肛门排出或轻微增加腹压后即可将球囊排出。

4. 盆底肌电图检查

盆底肌电图是反映盆底肌肉及肛门括约肌生理活动，了解神经和肌肉损伤部位与程度的客观依据。

5. 肛管超声检查

应用肛管超声检查能清晰地显示出肛管直肠黏膜下层、肛门内外括约肌及其周围组织结构，可协助诊断肛门失禁，观察有无括约肌受损。可以评估肌肉的连续性和厚度，被认为是目前检测肛门括约肌缺陷及评价大便失禁的有效方法，尤其是对外科手术或分娩损伤几年（甚至几十年）后才发展为大便失禁的患者，肛管内超声检查可以观察到括约肌的缺陷。Yang应用肛管超声检查38例肛门失禁的患者，其中在23例发现肛门括约肌有缺损的患者中，17例（74%）有肛周肛门直肠或阴道手术史；另外15例无外伤史的患者中，6例（40%）体检时常规检查未发现肛门括约肌有缺损，应用肛管超声检查后才发现括约肌有缺损病变。故此项检查对肛门失禁的诊断比较有价值。2004年Oberwalder等做了一项研究，用超声测量会阴体的厚度后，得出结论：会阴体厚度＜10mm是不正常的；会阴体厚度＞12mm的患者不大可能有肛门括约肌缺陷，会阴体厚度介于10～12mm的患者约1/3有肛门括约肌缺陷。

6. 阴部神经终末运动神经

阴部神经终末运动神经潜伏期延长，提示神经受损或存在脱髓鞘病变，可能是肛门外括约肌和耻骨直肠肌的神经遭到破坏。

综上所述，通过上述检查，不但可以了解缺损的部位、范围、病因及程度，还可以为手术切口的选择提供一定的依据。对怀疑肛门失禁的患者需要恰当的评估来明确肛门失禁病因、评价其严重程度。每例患者都需有详细的病史、体格检查、肛门直肠镜检查，一部分患者仅通过这些检查就能找出失禁的原因。需详细记录患者的主诉及对生活的影响，诱发、加重因素及症状的存在时间。无论治疗成功与否，所有既往的评估、治疗情况以及目前的治疗方案及生活日常，都必须详细记录。

四、肛门失禁的严重程度评估

肛门失禁的严重程度评估有助于评价治疗的有效性。评估方法包括主观评估法和客观评估法。目前以主观评估为主，即各种问卷式打分系统，如AMS法、Pescatori法和Wexner法（见表8-1）等。它们的最大缺点是不能排除患者的主观因素的影响，而且问卷较复杂，需专人进行解说并指导填写。恒速灌肠法对失禁程度的评估具有客观、即时、定量、方便的优点，可以避免主观评价法的主观性，但该方法尚未得到普及。

恒速灌肠法高度模拟了肛门直肠对液体粪便的应激控制实况，具有客观、即时、定量、科学性强等常规方法所无法比拟的优点，既可用于评估大便失禁的严重程度，又可用于评估肛门修补、低位直肠癌保肛、肛门再造等手术效果。恒速灌肠法还可用于不同治疗中心之间对治疗大便失禁疗效的横向比较。术前恒速灌肠还能筛选出有潜在大便失禁可能的患者，避免行可能伤及肛门直肠控便功能的诊疗，减少医患纠纷。恒速灌肠法有望取代目前的各种失禁严重程度打分系统而成为失禁严重程度评估的首选方法。

表8-1　Cleveland clinic肛门失禁评分（Wexner法）

肛门失禁类型	频　率				
	从不	很少	有时	经常	总是
固体	0	1	2	3	4
液体	0	1	2	3	4
气体	0	1	2	3	4
卫生垫	0	1	2	3	4
生活方式改变	0	1	2	3	4
总分					

注：很少为<1次/月；有时为<1次/周或≥1次/月；经常为<1次/天或≥1次/周；总是为≥1次/天。总分为0，表示正常；总分为20，表示完全失禁。

用恒速灌肠法测定肛门直肠控便能力时，患者取坐便姿势，嘱尽量保持灌水不漏，通常以漏水 10mL 为观察终点。为方便观察，可以自制漏水报警器来代替肉眼观察，方法是在患者的坐便器下安装一个漏斗，把漏水引入一个小量筒，在量筒 10mL 刻度处安置水位传感器，传感器连接蜂鸣器即可。由于灌肠速度恒定为 11mL/s，到达观察终点（蜂鸣器响时），秒表记录的灌肠时间（秒数）也就是患者能够耐受的灌肠容量（毫升数），数字越大，控便功能越强。

第四节　肛门失禁的治疗

肛门失禁的治疗应循序渐进，并严格掌握治疗指征。早期应先尝试非手术治疗，以支持治疗为主，其最主要的治疗目标包括改善大便性状、减缓肠道动力、减少直肠内粪便负载。支持治疗包括避免加重大便失禁症状的饮食和活动，改善肛周局部卫生，也包括避免进食不完全消化的糖类，如果糖、乳糖和咖啡等。应记录每天进食的食物和发生大便失禁时的症状，以确定引起腹泻和大便失禁的因素，并保持肛门局部清洁干燥，不要过度擦拭肛门周围和使用收敛剂，可以用湿润的纸巾擦拭肛门周围，也可以用一些皮肤保护剂，如氧化锌，必要时也可以用卫生垫，防止粪便污裤，对伴有认知障碍的大便失禁患者进行有规律的排便和护理是有益的。

一、非手术治疗

（一）药物治疗

对于大多数患者，肠道调理可以作为治疗的第一步，尤其是对于那些粪便嵌塞的充盈性肛门失禁患者。此类患者应常规使用轻泻药使直肠空虚，以防粪便填塞的发生。同时应避免容易导致腹泻的饮食，可适当补充膳食纤维并减少水分摄入，这些措施对形成成型粪便有帮助，但过量的膳食纤维可能会适得其反。粪便成形时，患者症状能得到改善，同时能使肠道运动重新协调。肠道炎症需得到充分重视并积极治疗；还应治疗腹泻，若无法明确腹泻原因或治疗无效时，应使用非阿片类止泻药，如复方苯乙哌啶、洛哌丁胺类等常用药。另外，膨胀剂有助于大便成形。粪便嵌塞引起的大便失禁应按便秘治疗，可以防止大便失禁的发生。

（二）物理治疗

（1）收肛活动：每组100次，坚持20～30min。

（2）远红外线照射：用远红外线灯照射骶尾部，每次约20min，每日1～2次不等。

（3）电刺激疗法：将电极板置入患者肛管内，用直流电刺激肛门括约肌和盆底，电流逐渐增大至患者有麻刺感，伴肛门肌肉收缩为止。刺激频率：40～80Hz，每日1次，每次治疗20min。该法可逐步提高肛门括约肌张力和收缩性，改善某些肛门失禁患者的随意控制过程，对括约肌疲劳、神经麻痹型肛门失禁有效。

（4）生物反馈训练：生物反馈是一种有效的治疗肛门失禁的方法。指导患者跟随监视器上的各种反馈信号，训练肛门自主收缩时肛门括约肌与直肠的协调性；或将小气囊置入直肠，充入空气，以引起直肠扩张感，让患者感知后能快速收缩肛门外括约肌，训练反应性收缩。每次训练持续30～60min，每周2次，8周为一个疗程。待患者掌握正确的肛门收缩方式后再锻炼3～4d，即可在家中自行训练。根据患者肛管收缩反射压、最大收缩压提高的程度决定复查时间，待这两项指标达到正常值后，停止强化训练。生物反馈治疗对多种病因引起的肛门失禁有效，如糖尿病、肛肠手术后损伤引起的肛门失禁。生物反馈治疗可与其他保守治疗方案一起进行。该方法简单安全，无副作用，但要求患者具有一定的直肠感觉功能和自主收缩功能。据报道，生物反馈训练总的有效率约为70%，且效果可维持多年。

（三）灌肠法

教会患者自行灌肠，有助于治疗肛门失禁伴便秘，也可用于治疗因骶神经病变引起的直肠无感知或肛门括约肌功能几近丧失的患者。

（四）控便辅助物

控便辅助物，如尿布和随身粪便收集器等主要用于处理少量的大便漏出。如在灌肠后使用，效果更佳。

（五）中医治疗

治疗原则：以温肾健脾，补中益气，升阳固脱为主。治疗方法可选用中药内服、外洗或熏蒸，亦可用针灸或理疗。

1.中医内治

（1）气虚下陷型

[主证]大便不能完全控制，伴神疲乏力、纳谷不馨，或大便溏薄，甚至于流出而已不知，脱肛不收，形体消瘦，精神萎靡，食欲呆滞，少气懒言，语声低微，面色㿠白，舌质淡胖，边有齿痕，脉沉细无力。

[辨证]中气不足，脾虚不固。

[治法]补中益气，健脾升阳。

[方药]补中益气汤合真人养脏汤加减。党参10g、白术10g、茯苓30g、升麻10g、柴胡10g、肉豆蔻30g、诃子10g、炙黄芪15g、当归尾10g。

[方解]方中党参、白术、茯苓补中益气；升麻、柴胡升阳举陷；肉豆蔻、诃子固涩止泻；炙黄芪、当归尾益气养血。

[加减]虚寒冷滑不固，加干姜10g、肉桂10g；正虚而湿热逼迫，去诃子、肉豆蔻，加黄连10g、白头翁30g、白芍10g。

（2）脾肾阳虚型

[主证]大便失控，病程日久，伴畏寒肢冷、头昏耳鸣、腰酸乏力、夜寐多梦，舌淡，苔白根腻，脉沉细无力。

[辨证]阳气不足，肾虚不固。

[治法]温肾壮阳，益气固脱。

[方药]六柱饮合四神丸加减。党参10g、附子10g、肉桂10g、肉豆蔻30g、诃子10g、升麻10g、吴茱萸10g、补骨脂30g、五味子10g。

[方解]方中附子、肉桂、吴茱萸、补骨脂温肾壮阳，党参、升麻健脾益气升阳，肉蔻、诃子、五味子壮阳固脱。

[加减]伴头昏耳鸣者加天麻10g、生龙齿30g；腰酸乏力者加狗脊15g、川断15g；夜寐多梦者加首乌10g、夜交藤15g。

（3）单味药

红参须5～10g，水煎服每日2次，具有大补元气、益气固脱之效。

炙升麻3～9g，水煎服每日2次，具有升阳举陷、益气固脱之效。

（4）中成药

可酌选参苓白术散、附子理中汤、金匮肾气丸等。

2. 中医外治

（1）浴洗方

五倍子汤加减。五倍子15g、瓦松15g、石榴皮30g、生铁落30g、明矾30g等。水煎每日坐浴、擦洗2次。亦可五倍子单味药，水煎外洗。

（2）熏　药

回阳熏药卷。肉桂9g、炮姜6g、川芎9g、茴香6g、五味子9g、当归9g、白芥子6g、白蔹15g等。水煎，熏蒸仪熏蒸，每次30min。

（3）敷　脐

补骨脂10g、吴茱萸5g、五倍子10g、肉豆蔻10g、五味子10g，混合打磨成粉末，以食用醋调成糊状，敷于脐部，小纱布外固定，红外线灯照射15～20min，保留24h，次日更换。

（4）针　灸

[主穴]长强、百会、足三里。

[配穴]寒邪伤中配关元、神阙；气虚下陷配承山、气海；脾肾阳虚配脾俞、肾俞、命门。

[操作]常规针刺，根据虚补原则操作。长强斜刺，针尖向上与骶骨平行刺入0.5～1寸，不得刺穿直肠，以防感染，提插捻转平补平泻法；百会向后平刺0.5～1寸，捻转补法；足三里向腹部斜刺1～1.5寸，提插捻转补法；针刺得气后，留针30min。关元、神阙、气海、百会用灸法。取艾炷，回旋灸，每次15～20min，皮肤发热轻微发红为宜。

二、手术治疗

（一）解剖学缺陷的修复

肛门失禁患者常常合并有明显的解剖学缺陷，如直肠阴道瘘、直肠脱垂、痔脱垂、肛瘘、泄殖腔样畸形等。此时手术修复此类解剖病理缺陷应作为肛门失禁治疗的一部分。解剖病理缺陷的修复可能会明显改善患者的肛门失禁症状。

（二）括约肌修复术（又称括约肌成形术）

（1）适应证：有明确的肛门外括约肌缺损的肛门失禁患者。

（2）禁忌证：①无明确的肛门外括约肌缺损的肛门失禁患者；②虽有明确的肛门外括约肌缺损，但其诱发因素尚未得到纠正的患者；③合并有明显的急慢性炎症且炎症尚未得到有效控制的患者；④克罗恩病、溃疡性结肠炎累及肛周，未得到有效控制的患者；⑤合并有低位直肠癌、肛管癌的患者。

（3）操作要点（图8-3）：最常用的术式是前方括约肌折叠成形术，因大多数的肛门括约肌损伤均由女性分娩引起。术前借助MRI、经肛门彩超以及直肠指诊等相关诊疗措施准确定位外括约肌缺损部位及范围；根据术前定位，全麻或椎管内麻醉下沿肛周做弧形小切口，分离显露出括约肌的两断端，注意不要向侧方游离过多以免损伤神经。切除瘢痕组织后给予可吸收线折叠缝合；创面局部给予皮条引流，3～4d后拔除。

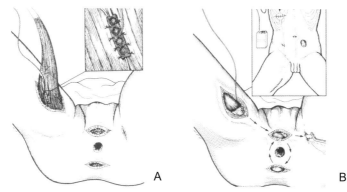

A.股薄肌的游离及电极的固定，肛缘切口的选择及皮下隧道的形成；B.股薄肌顺时针放置于肛周皮下断端，固定于会阴部切口；电极线经皮下固定于右前上胸腹部。

图8-3　括约肌修复术

（4）优点：手术操作简单，风险低，短期效果可靠。括约肌成形术对85%的产伤所致解剖学缺陷患者有令人满意的短期治疗效果。

（5）缺点：长期效果欠佳，约只有10%～14%的患者症状能得到长期改善。

（6）注意事项：①括约肌成形术手术效果不佳时，需注意寻找失败因素，否则再次手术的效果不佳；②括约肌成形术失败后通常应避免再次重建，除非缺乏其他治疗方式或其他治疗无效；③通常需要联合其他治疗方式（例如生物反馈训练或骶神经调节治疗）以获得更好的长期疗效。

（三）填充剂注射

（1）适应证：主要用于轻度肛门失禁、肛门外括约肌完整的患者。

（2）禁忌证：有活动性炎症性肠病、直肠前突、肛门直肠放射治疗史的患者，有直肠全层脱垂和肛门直肠畸形的患者。

（3）操作要点：患者取俯卧折刀位或膀胱截石位，肛门镜下显露齿状线上方术野。在超声引导下或直接将生物相容性高的填充剂于齿状线上方5～10mm以30°角进针至黏膜下层，注射后针原位保持30s，然后退针，以避免注射胶体渗漏，共注射四个象限。其前壁注射时应避免损伤女性的阴道及男性的尿道、前列腺等组织。

（4）优点：手术操作简单，短期效果较好。

（5）缺点：①长期疗效不佳；②短期内有发生局部感染及坏死、直肠阴道瘘等严重并发症的可能。

（6）注意事项：选择相容性高的填充剂。目前常用的填充剂有透明质酸聚糖酐凝胶、聚四氟乙烯胶、自体脂肪、合成牛真皮胶原蛋白、聚四氟乙烯、硅胶PTQ、碳珠、稳定透明质酸等。

（四）射频治疗

（1）适应证：适用于肛门括约肌完整的各种肛门失禁患者。

（2）禁忌证：合并炎症性肠病、腹泻、慢性便秘和盆腔放射治疗是射频治疗的相对禁忌，而曾注射过填充剂如聚糖酐凝胶则是绝对禁忌。

（3）操作要点：可在手术室或内镜室进行，必要时给予局麻，但最好使患者保持清醒；需要专用的射频能量传输设备，设备传输射频能量时自动监测能量传输时间、组织温度和阻抗以避免烧伤。其具体操作为在透明的塑料肛门镜显露下，将带有4枚可回缩的针状电极刺入直肠黏膜，然后电极将射频能量传输至肛门内括约肌。自齿状线开始，共激活4～5次，每次激活前向近端移动5mm。其原理为：使括约肌再生并增加平滑肌与结缔组织的比例，并减少Ⅰ型、Ⅲ型胶原纤维和Cajal间质细胞，从而改善患者排便失禁症状。

（4）优点：操作简单，风险较小；短期内可取得一定的疗效。

（5）缺点：①需要专用的射频传输设备，费用较高；②长期效果不理想。

（6）注意事项：术后可能出现疼痛、溃疡和出血等罕见并发症。

（五）骶神经调节治疗

（1）适应证：适用于所有肛门失禁的患者。

（2）禁忌证：合并有威胁生命的相关疾病，预期生存期短的患者。

（3）操作要点。选择合适的骶前神经刺激器，同时根据个体反应对每个刺激装置进行模式编程，制定优化策略。植入骶前神经刺激器的方法有两种，一种为在门诊条件下，根据解剖标志于骶神经发出部位附近植入周围神经刺激引线，经过1~2周的反应测试期后，若患者反应良好，则于手术室植入长期刺激装置。另一种更为临床所接受的为两阶段技术，第一阶段于手术室在X线和患者直接感受引导下，于第3骶孔植入导线；然后经过2周试验期，如果反应良好，则实施第二阶段手术，植入长期刺激装置并连接导线。试验期内可对刺激效果不佳的部位及时进行调整。

（4）优点：治疗有效性高、长期效果良好。骶神经调节治疗可降低肛门失禁发作的频率。荟萃分析显示目前，骶神经调节治疗肛门失禁的短期（0~12个月）和长期（>36个月）有效率分别达79%和84%。

（5）缺点：需要专用的骶前神经刺激设备，费用高；操作相对复杂，并且需要2周左右的实验期，并有反复调整植入器部位的可能。

（6）注意事项：注意观察手术相关的潜在并发症，如手术部位疼痛和异物感、导线移位，以及植入手术部位感染等。其中感染多半需要外科处理，其他并发症则根据实际情况决定采取何种治疗措施。

（六）人工括约肌替代治疗

人工括约肌替代治疗包括人工括约肌植入术和新型的磁性括约肌设备。人工肛门括约肌是一个充满液体的系统，由人工括约肌环、储水球囊和控制阀通过管道连接构成；磁性括约肌是一种新的肛门闭合装置，由一串带有磁芯的钛珠组成，完整植入肛周，通过排便过程中产生的压力突破磁珠吸引力，磁珠分开，打开肛门。

（1）适应证：①严重肛门失禁且具备基本智力和操作能力的患者。②其他治疗无效、严重括约肌缺损（范围＞180°）、先天性畸形、脊髓损伤造成神经源性肛门失禁，或因手术所致肠道功能障碍但肛管结构完整的患者。

（2）禁忌证：活动性感染、严重组织硬化、肿瘤、肛交、肛周或直肠阴道隔薄弱等。

（3）操作要点：这些部件需经会阴、下腹部横切口和大阴唇或阴囊切口分别植入。人工括约肌环型号需根据肛管的周长和宽度选取，植入后应注意保留足够的末端组织以避免感染和坏死。一般术后4～6周内暂不使用，以便手术伤口充分恢复。成功完成人工肛门括约肌替代术治疗的患者，其肛门功能和生活质量改善良好。

（4）优点：若设备植入和保留期内未出现并发症，肛门失禁症状可得到较好改善。

（5）缺点：①价格昂贵；②并发症及事故发生率较高，包括感染（急性和慢性）、装置侵蚀、肛门直肠溃疡、装置液体泄漏引起的设备故障、设备移位、疼痛和便秘等。其并发症通常发生在术后早期（急性感染、技术问题），或在后期（迟发感染、装置侵蚀、设备故障，功能障碍如出口梗阻，发生率为8%）。

（6）注意事项：注意观察急慢期的各种并发症及设备故障，及时采取干预措施。

（七）结肠造口术

结肠造口术适用于其他治疗方法无效或不想寻求其他治疗方法的患者。合适的结肠造口对控制肛门失禁非常有效，其主要缺点是患者会有严重的心理负担。当其他治疗方法不适用或治疗失败时，结肠造口术可让患者恢复日常活动，提高生命质量。

（八）其他治疗

其他治疗包括阴部神经刺激、阴部神经减压、会阴耻骨直肠肌吊带、动力性股薄肌成形术和臀大肌成形术等，这些治疗方法均在临床得以开展，但鉴于缺乏足够、客观的数据支持，其治疗效果、安全性等需要进一步评估。

三、新技术展望

肛门失禁主要由外伤或手术引起，因此关于肛门失禁的基础研究相对较少。近年来，除传统的治疗方式以外，肛门失禁的治疗涌现出许多新的药物和新的治疗方式，如盐酸甲氧明（NLR001，一种 α_1 肾上腺素受体激动剂）、干细胞注射和人工磁性肛门括约肌等。

（一）局部应用 α_1 肾上腺素受体激动剂

α_1 肾上腺素受体激动剂局部注射能够促进肛门内括约肌收缩，从而改善肛门失禁症状，但因耐受性较差，并未在临床上得到广泛应用。NLR001是一种剂量依赖性 α_1 肾上腺素受体激动剂，通过调整剂量可以改善患者耐受性。目前也有 I 期临床试验表明，NLR001可有效治疗肛门失禁。Libertas研究是一项 II 期、双盲、随机、安慰剂对照的临床试验，该研究将用于评估NRL001的有效性、安全性及耐受性，研究仍在进行当中。

（二）干细胞注射

干细胞分为间充质干细胞或肌源性干细胞两种。干细胞注射位置亦可分为两种，即直接在括约肌处注射或在肛周植入生物工程括约肌。到目前为止，干细胞直接注射主要应用在动物模型中。有研究报道，干细胞注射能显著改善肛门功能。在一项研究中，分离人肛门括约肌平滑肌细胞和人肠神经前体细胞用于重建生物工程肛门内括约肌。将上述细胞培养成熟后，种植入裸鼠肛周，4周后，观察到裸鼠能良好耐受，无明显并发症。植入期间裸鼠能够正常排便，植入4周后，生物工程肛门内括约肌能够生长入裸鼠直肠周围组织，肉眼观察组织呈粉红色、生长良好。免疫组化检测发现其中有血管新生。因为该项技术主要为自体取材，所以可以克服异体间排斥等问题，然而目前仍需要进一步研究证实该方法在人体的有效性。

目前，只有两项关于应用人体干细胞治疗肛门失禁的研究报道。第一项研究发表于2010年，该研究入组了10名肛门失禁的女性，从其自身胸大肌中提取细胞，培养成为成熟的自体的成肌细胞，在超声引导下注射入肛门外括约肌缺损伤处。12个月后，患者Wexner评分与生活质量（Qnality of life，QOL）评分均得到提高，注射后第1个月与第6个月，肛门收缩压力得到显著提高，该方法有良好的耐受性，没有明显的副作用。第二项研究报道于2013年，一名20岁男性因车祸引起肛门外括约肌断裂。从其股四头肌中提取细胞并培养成为自体成肌细胞，注射入其体内，取得了良好的效果。但目前干细胞注射仍缺乏大规模前瞻性研究用来证实该方法的有效性。

（三）胃窦幽门括约肌移植术

胃窦幽门括约肌移植术是将胃窦幽门括约肌移植于肛门作为肛门括约肌。该技术最早报道于2011年，Goldsmith等证实了该项技术应用的有效性。Goldsmith等的研究入组了17例患者，中位随访时间为18个月，术后患者静息括约肌压力及生活质量评分均得到显著提高。胃窦幽门括约肌移植术是一个有创的操作，目前仍处于研究的早期阶段，仍需要大量研究来证实其有效性和可行性。

（四）其他治疗

1. 肉毒杆菌毒素注射治疗

最早是由泌尿科医生将肉毒杆菌毒素（Botulinum Toxin，BT）注射到膀胱逼尿肌中以治疗膀胱过度活动症。有学者认为，可将该理论应用于肛门失禁的治疗中。目前有一项前瞻性队列研究评估了该方法的有效性。该研究入组了6例肛门高收缩频率的患者，大多数患者的肛门括约肌是完整的（其中4例因直肠癌接受直肠切除术）。在这项研究中，注射BT 3~6个月后，所有患者Wexner评分都均得到了提高，收缩的幅度得到了显著的下降，但收缩频率未得到有效改善。该方法是一种简单的非侵入性治疗，但其有效性需要在更大规模的研究中被证实。

2. 阴道直肠控制系统

阴道直肠控制系统又称Eclipse系统，是一项非侵入性、非手术性治疗方式。它是一个含压力控制泵的阴道植入物，这个植入物由一个含硅涂层的不锈钢底座气球构成。在一项包含110例患者的前瞻性研究中发现，1个月的治疗成功率为78.7%，3个月的成功率为86.4%，治疗后患者症状能够得到显著改善，并且没有严重的副作用发生。该装置无创，使用简单，患者可独自完成治疗，因此未来有可能得到更广泛的应用。

（杜金林）

参考文献

Bridoux V. Botulinum a toxin as a treatment for overactive rectum with associated faecal incontinence[J]. Colorectal Dis, 2012, 14(3): 342-348.

Frudinger A. Muscle-derived cell injection to treat anal incontinence due to obstetric trauma: pilot study with 1 year follow-up[J]. Gut, 2010, 59(1): 55-61.

Goldsmith HS, Chandra A. Pyloric valve transposition as substitute for a colostomy in humans: a preliminary report[J]. Am J Surg, 2011, 202(4): 409-416.

Richter HE. A vaginal bowel-control system for the treatment of fecal incontinence[J]. Obstet Gynecol, 2015, 125(3): 540-547.

Siproudhis L. Libertas: rationale and study design of a multicentre, Phase II, double-blind, randomized, placebo-controlled investigation to evaluate the efficacy, safety and tolerability of locally applied NRL001 in patients with faecal incontinence[J]. Colorectal Dis, 2014, 16(Suppl 1): 59-66.

Sung VW. National trends and costs of surgical treatment for female fecal incontinence[J]. Am J Obstet Gynecol, 2007, 197(6): 652 e1-5.

第九章　慢性盆底痛综合征

第一节　慢性盆底痛综合征的概述

一、定　义

慢性盆底痛（Chronic pelvic pain，CPP）：指至少连续6个月、发生在脐下其严重至足以导致功能丧失或需进行治疗的疼痛。而慢性盆腔疼痛综合征（Chronic pelvic pain syndrome，CPPS）是一种临床综合征，其定义主要基于泌尿系统症状和（或）盆腔区前6个月至少3个月存在慢性盆腔疼痛。

二、病因机制

CPPS病因及发病机制复杂，包括感染（如尿道菌群失调引发的前列腺隐匿性细菌感染）、解剖异常（前列腺内尿液反流）、精神心理障碍、氧化应激、内分泌（下丘脑-垂体-肾上腺轴功能异常）、神经系统（外周和（或）中枢致敏）、免疫（自身免疫反应）等因素。随着基础及临床研究的不断深入，人们现已认识到，任何单一的机制都无法阐明CPPS的病理生理过程。CPPS是一种异质性疾病，即它是一种具有不同病因（或多种病因的组合）、不同临床表现以及不同疾病进程的临床综合征。这种特性决定了每个CPPS患者都是一个独特的个体；每个个体对同一治疗的疗效也可能不同。因此，CPPS多因素、多步骤的发病机制，决定其治疗需采取个体化策略。

第二节　慢性盆底痛综合征的诊断和治疗

一、诊　断

（一）临床表现

因为CPPS的临床表现各有不同，2012年，美国学者Shoskes等建立了临床表型分类系统（UPOINT），该系统全面涵盖排尿症状（Urinary）、社会心理异常（Psychosocial）、器官特异性表现（Organ specific）、感染（Infection）、神经功能障碍（Neurological）、盆底肌肉疼痛（Tenderness of pelvic floor skeletal muscles）等CPPS相关临床表现，能够为患者个体化治疗方案提供有效指导。其中，U指刺激性或梗阻性排尿症状及夜尿；P指与症状严重程度相关的抑郁、焦虑、应激等心理问题；O包括直肠指诊时的前列腺触痛与前列腺炎明确证据；I是以复发性尿路感染、前列腺特异性标本培养出尿路致病菌为代表的下尿路感染；N包括肠易激综合征、纤维肌瘤、慢性疲劳综合征、偏头痛等可能与中枢性神经系统有关的病因不明的情形；T是指会阴、盆底部的明确疼痛、痉挛，或急性肌筋膜痛性扳机点。最新的研究增加了性功能障碍因子，即"UPOINTS"，但其能否作为一个独立因子纳入UPOINT分类系统目前尚有争议。

1. 体格检查

（1）行下腹部和盆底肌肉触诊：会阴、盆底、腹部肌肉痉挛或触发点阵痛。

（2）直肠指诊：前列腺触痛。

2. 辅助检查

（1）两杯法尿培养（VB1和VB3）。

（2）前列腺液常规检查。

（3）前列腺及排尿后膀胱B超。

（4）国际慢性前列腺炎症状评分（National Institutes of Health Chronic

Prostatitis Symptom Index, NIH-CPSI）。

（5）尿常规及尿培养。

（6）尿流率及残余尿测定。

（7）尿细胞学检查。

（8）精液分析与培养。

（9）尿道拭子培养。

（10）压力流率测定。

（11）影像尿动力检查。

（12）膀胱镜。

（13）经直肠超声检查。

（14）盆腔影像学检查（超声、CT、MRI）。

（15）前列腺特异抗原。

二、治　疗

UPOINT分类系统的每个因子都有相对应的特异性治疗。因此，UPOINT能合理指导CPPS的个体化、综合治疗。基于UPOINT的个体化治疗包括多个环节，治疗措施除健康教育、健康咨询、合理运动、减少焦虑、调节饮食外，还包括抗生素、α-受体阻滞剂等常规药物治疗。植物制剂、神经调节剂、止痛药、心理咨询等多种疗法也被应用于CPPS患者的综合治疗中，使患者的临床症状、生活质量及功能均得到恢复。

（一）非手术治疗

以UPOINT分型为依据，参照UPOINT建议的治疗措施予以治疗。

（1）排尿症状：NIH-CPSI中排尿症状评分＞4分，有尿急、尿频或夜尿，或残余尿＞100mL者，给予α-受体阻滞剂、M受体阻滞剂治疗。

（2）社会心理异常：患者有抑郁，感觉无助、无希望者，由专科协助治疗。

（3）器官特异性表现：有前列腺触痛、前列腺按摩液白细胞计数增加、血精、前列腺内广泛钙化灶者，可给予普乐安片（前列康）等药物治疗。

（4）感染：除Ⅰ型和Ⅱ型前列腺炎患者，前列腺按摩液培养可见革兰阴性菌、肠球菌者，或既往抗生素治疗有效者，根据药敏培养结果给予敏感抗生素治疗。

（5）神经功能障碍：有腹部和盆腔外疼痛、肠易激综合征、纤维肌瘤、慢性疲劳综合征者，可给予镇静、止痛药物治疗。

（6）盆底肌肉疼痛：有会阴、盆底、腹部肌肉痉挛或触发点阵痛者，可给予盆底肌肉训练与康复治疗。

（二）手术治疗

慢性盆底痛综合征，其病因和发病机制不明，临床表现多样，因此治疗需结合详细的病史，细致的体格检查和完善的实验室检查。只有在其他治疗方法都失败后，才可考虑外科手术。手术包括经尿道切开膀胱颈、经尿道前列腺切除术、前列腺癌根治术，这些治疗的作用非常有限，并且需要严格遵守手术适应证。

（三）新技术展望

1. 骶神经刺激

骶神经刺激（Sacral nerve stimulation，SNS）是临床治疗CPPS最常用的一种神经调控方法。1987年Hellstrom等首次报道了植入电极刺激S3神经成功治疗CPPS的病例。S_3神经接受电刺激后可能通过松弛外部痉挛的泌尿系统括约肌及其他盆底肌而达到缓解程度疼痛、改善功能障碍的目的。早期SNS采用经骶裂孔置入电极并调整电极位置的方法来刺激骶神经。由于骶管的解剖特点，电极在骶管内的位置常常会发生漂移，难以获得稳定性的刺激。目前比较普遍的方法是从骶孔植入多触点电极来刺激相应的骶神经。采用SNS时通常选择刺激S_3神经，对SNS效果的测试和评估时间在电极植入后数天至数周，测试通过的标准为症状缓解程度＞50%。如果刺激能够有效改善症状，则可以植入IPG，并使其与电极相连产生持续电刺激来发挥治疗作用。采用SNS治疗的CPPS患者绝大多数是药物、神经阻滞和手术等传统治疗方法疗效不佳的患者。SNS为一种治疗顽固性CPPS的有效方法，且疗效持久。然而仍然有部分CPPS患者符号SNS适应证，但SNS测试效果不理想，并且部分通过测试的患者长期疗效欠佳，其确切的原因还不清楚。因此，SNS治疗CPPS时应严格掌握适应证，同时应使患者充分了解该治疗的局限性。

2. 阴部神经电刺激

阴部神经由S_2、S_3和S_4神经的前支组成，阴部神经电刺激（Pudendal nerve stimulation，PNS可以同时刺激多个节段来源的神经，因此，在理论上，刺激调控阴部神经可能较刺激S_3神经更为有效。阴部神经刺激是将标准的SNS四触点电极沿阴部神经植入相应的阿尔科克氏管（Alcock's canal）区域。由于接受该治疗的病例数较少，目前尚不能断定PNS的优劣。

3. 脊髓电刺激

尽管大量文献证实脊髓电刺激（Spinal cord stimulation，SCS）对某些慢性难治性神经病理性疼痛和缺血性疼痛，如背部术后疼痛综合征（Failed back surgery syndrome，FBSS）、复杂性区域疼痛综合征（Complex regional pain syndrome，CRPSS）、周围血管病（Peripheral vascular disease，PVD）引起的疼痛等具有良好的治疗效果，但SCS对于CPPS的治疗作用仍使人心存疑虑，主要原因是SCS对骶神经（如阴部神经）难以形成有效的电刺激，由此限制了SCS在CPPS治疗中的应用。虽然SCS治疗CPPS成功的报道不多，且多为小样本或个案病例报道，SCS也并非治疗CPPS的首选神经调控方式，但当SNS、PNS测试或治疗失败时，SCS则不失为一种值得尝试的替代方式（Kim SH，2007）。

4. 经皮胫神经电刺激

有报道显示，间断经皮胫神经电刺激（Percutaneous tibial nerve stimulation，PTNS）可以有效缓解伴有泌尿系统功能障碍的CPPS患者的疼痛。应选择从多个脊髓节段发出神经纤维的周围神经来接受电刺激。胫神经为坐骨神经的一个分支，神经纤维来源于L_4、L_5、S_1、S_2和S_3，理论上可以作为神经调控的理想靶点，并且PTNS在盆腔痛的治疗中显示出较好的短期疗效。PTNS治疗CPPS的临床研究非常少，CPPS适用人群和治疗效果也有待于进一步观察，但这不妨碍临床进行进一步探索性的治疗。

5. 经皮神经电刺激

经皮神经电刺激（Transcutaneous electrical nerve stimulation，TENS）是一种治疗骨骼肌肉长期疼痛的常用神经调控方法，对治疗CPPS可能也是一种不错的选择。TENS的理论基础为"门控"学说，通过激活Aβ粗纤维来抑制细纤维（Aδ和C等痛觉纤维）的传导从而达到镇痛效果，但具体的镇痛机制目前尚不清楚。此外，低频电刺激会增加内源性阿片物质的释放而缓解疼痛。有研究表明，TENS治疗男性CPPS效果明显，而治疗女性CPPS还未见相关临床报道。TENS是一种非侵袭性治疗方法，患者可自己操作，简单易学，经济负担小，几乎没有副作用，是值得临床尝试的治疗CPPS的神经调控方法。

6. 经会阴电磁刺激

经会阴电磁刺激（Transperineal electromanetic stimulation，TES）通过电磁刺激骨盆神经肌肉来发挥作用。其应用快速改变的电磁场刺激CPPS患者的会阴部和盆底，引起神经肌肉兴奋从而达到打破肌肉持续痉挛的环路，同时解除神经超敏反应和炎症反应，从而恢复正常盆底肌的活性。目前仅有一篇文献研究报道了此方法。尽管该研究显示TES治疗CPPS的疗效可靠，但未再检索到其他相关文献资料，因此其确切的疗效有待进一步证实。

（姚寒晖）

参考文献

Fariello JY, Whitmore K. Sacral neuromodulation for IC/PBS, chronic pelvic pain, and sexual dysfunction[J]. Int Urogynecol J, 2010, 21(12): 1553-1558.

Govaert B, Melehorst J, van Kleef M, et al . Sacral neuromodulation for the treatment of chronic functional anorectal pain: a single center experience[J]. Pain Pract, 2009, 10(1): 49-53.

Kim SH, Kim SH, Kim SW, et al . Sacral nerve and spinal cord stimulation for intractable neuropathic pain caused by spinal cord infarction[J]. Neuromodulation, 2007, 10(4): 369-372.

Martellucci J, Naldini G, Carriero A. Sacral nerve modulation in the treatment of chronic pelvic pain[J]. Int J Colorectal Dis, 2012, 27(7): 921-926.

Rivero VE, Motrich RD, Maccioni M, et al. Autoimmune etiology in chronic prostatitis syndrome: An advance in the understanding of this pathology[J]. Crit Rev Immunol, 2007, 27(1): 33-46.

Shoskes DA, Nichel JC, Rackley RR, et al. Clinical phenotyping in chronic prostatitis /chronic pelvic pain syndrome and interstitial cystitis: A management strategy for urological chronic pelvic pain syndromes[J]. Prostate Cancer Prostatic Dis, 2009, 12(2): 177-183.

Zabihi N, Mourtzinos A, Maher MG, et al . Short term results of bilateral S2-S4 sacral neuromodulation for the treatment of refractory interstitial cystitis, painful bladder syndrome, and pelvic pain[J]. Int Urogynecol JPelvic Floor Dysfunct, 2008, 19(4): 553-557.

邓春华，梁宏，梅骅. 前列腺内尿液返流在慢性前列腺炎发病中的作用[J]. 中华泌尿外科杂志，1998，19(6): 288-289.

吴飞彪，邹练. 慢性前列腺炎的UPOINT诊疗系统概述[J]. 中国性科学，2014，23(4): 58-61.

杨金瑞，黄循，邹文. 慢性前列腺炎患者心理状况及个性特征研究[J]. 中国心理卫生杂志，1997，11(2): 90-91.

周占松，宋波，卢根生，等. 慢性前列腺炎牵涉痛神经机制及其与膀胱、盆底肌的关系[J]. 解放军医学杂志，2005，30(12): 1055-1057.

第十章 结直肠肿瘤术后盆底功能障碍

第一节 结直肠肿瘤术后盆底功能障碍的概述

结直肠癌患者由于术中淋巴结的清扫可能伤及围绕盆腔脏器的肌肉、神经、血管，而引起盆底功能障碍性疾病。

一、直肠前切除综合征

直肠前切除综合征是直肠癌保肛术后出现的一系列肛门功能紊乱症状群，主要表现为便频、便急、便不尽感，肛门对粪便及气体的精细辨别功能障碍等，其原因是直肠的存储功能消失，直肠黏膜排便反射失代偿，盆神经丛损伤等，约60%的患者术后近期存在不同程度的排便功能障碍，吻合口距离肛门越近，其发生率越高，程度越严重。

二、性功能与排尿功能障碍

随着全直肠系膜切除术和吻合器的临床应用，直肠癌患者的保肛率和生存率有了明显提高。直肠癌手术后排尿及性功能障碍仍属常见并发症，为了提高患者手术后的生活质量，这些并发症应当得到重视。目前认为其发生主要与盆神经损伤有关。临床上发现患者排尿及性功能障碍的程度往往与盆腔内淋巴结清扫范围成正比。

（一）直肠癌术后导致排尿功能障碍的原因

直肠癌术后导致排尿功能障碍的原因如下：①手术直接损伤支配膀胱的神经。②直肠切除后膀胱后方空虚，膀胱失去支持而移位，造成膀胱颈部梗阻，引起排尿障碍。③创伤性无菌性膀胱周围炎。膀胱移位及膀胱周围炎引起的排尿障碍是短暂的，多在3个月内恢复正常，而长期的排尿障碍则与较严重的神经损伤有关。

（二）直肠癌术后男性性功能障碍的原因

1. 神经损伤

勃起反射弧躯体传入纤维为阴部神经，自主神经传出纤维为盆神经丛。直肠癌根治术中牵拉切断直肠及侧韧带过程中可损伤盆神经丛，经会阴手术切除范围过大，损伤阴部神经也可能导致勃起障碍。腹下神经位居中央，且行径较长，在行腹主动脉旁清扫时，极易损伤该神经，导致射精障碍。

2. 血管损伤和精神、心理因素

血管损伤和精神、心理因素也可能造成直肠癌术后性功能障碍。

直肠癌患者手术后排尿及性功能障碍的预防关键是切除的范围和剥离的层次，术中只要严格遵从全直肠系膜切除术原则，不损伤骶前神经、盆内脏神经和盆丛，术后排尿与性功能障碍发生率极低。但是直肠癌常常有腔外浸润，剥离和切除范围过小就很难达到根治性切除的目的，因此应将根治性切除始终放在治疗的首要地位。

三、排便功能障碍

手术切除病变段结肠后，为顺利完成两断端结肠肠管的吻合重建，需对结肠系膜进行裁剪，而控制结肠传输的自主神经即存在于结肠系膜中，系膜裁剪过程中，需切断部分支配结肠的神经分支，导致术后结肠运输功能障碍，粪便滞留肠管时间延长，严重者即可导致便秘。

直肠癌保肛手术过程中需进行扩肛操作，术后可能导致暂时性排便失禁。部分患者在术后6个月内常有不同程度的腹泻、便秘、大便失禁、里急后重等情况发生；部分患者甚至术后1年都还存在上述问题。该种情况的发生，不仅会大大降低患者的生活质量，同时也容易导致患者产生窘迫、尴尬、抑郁等不良心理。对于该种情况，在配合饮食调节、药物治疗、温水坐浴的同时，加强肛门功能的锻炼也是一种简便易行的有效的自然疗法。

第二节 结直肠肿瘤术后盆底功能障碍的病因和发病机制

一、肿瘤因素

结直肠肿瘤会对盆腔组织结构造成长期压迫或浸润破坏，进而对盆腔脏器生理功能造成破坏，导致术后出现盆底功能障碍。

二、手术因素

结直肠肿瘤手术过程中，如对盆腔组织结构保护不够，对重要结构切除、损伤过多，可致术后盆腔脏器出现功能障碍或剩余组织无法维持盆腔脏器正常功能进而发生盆底功能障碍。

三、放射治疗因素

多数直肠癌患者术前或术后需接受盆腔放射治疗，放射治疗对盆腔组织结构的功能及稳定性易造成破坏，放射治疗后或放射治疗后再手术患者易出现盆底功能的不全，导致功能障碍。

四、患者因素

患者伴有先天性盆底结构异常但未表现出生理功能的异常，在结直肠肿瘤术后诱发盆底功能障碍。结直肠肿瘤术后患者盆腔结构较前发生变化，术后患者如有不良的生活习惯、饮食习惯、工作习惯，或伴发长期咳喘病史，可诱发盆底功能障碍，进而引起腹盆腔脏器生理功能异常。

五、环境因素

患者生活、工作环境中的其他人对结直肠肿瘤患者的异样关注，可引起患者心理、生理状态异常，进而引起盆底功能障碍。

盆底结构包括肌肉、神经、韧带、骨骼、血管，这些结构构成了一个整体，共同维持盆底正常功能。盆底任何部分出现异常均会产生症状。结直肠肿瘤术后，单一或多种因素共同作用可导致盆底功能障碍，进而引起腹盆腔脏器功能异常（图10-1）。

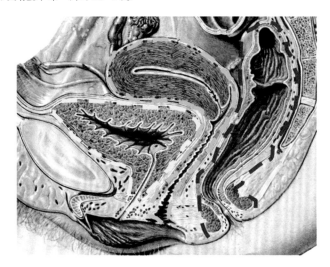

图10-1 腹盆腔脏器

第三节 结直肠肿瘤术后盆底功能障碍的诊断

结直肠肿瘤术后盆底功能障碍主要的表现有排尿异常、排便异常、盆腔脏器脱垂、生殖道瘘和性功能障碍等。

一、排尿异常

排尿异常主要包括尿失禁、尿潴留。

（一）尿失禁

在临床上，患者常由于膀胱和（或）肛门括约肌功能障碍导致尿液非自主流出而出现尿失禁。尿失禁的分类见图10-2。

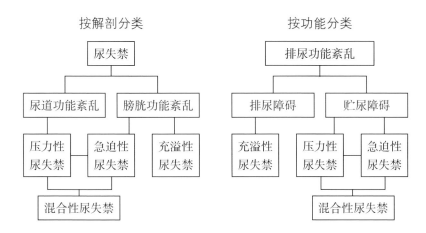

图 10-2　尿失禁的分类

1.压力性尿失禁

压力性尿失禁（Stress urinary incontinence，SUI）临床多见，腹压增加甚至休息时，膀胱颈和尿道不能维持一定的压力而有尿液溢出。患者常在进行咳嗽、打喷嚏、大笑、抬重物、跑步等活动时有尿液溢出，严重者休息时也有尿液溢出。

SUI分级如下：Ⅰ度为咳嗽、打喷嚏、大笑时漏尿；Ⅱ度为在行走、上楼梯时出现漏尿；Ⅲ度为站立时发生漏尿。

压力性尿失禁的确诊需结合尿动力学检查。

2.急迫性尿失禁

急迫性尿失禁(Urge urinary incontinence,UUI）临床表现为尿频、尿急，或伴有尿痛，而尿常规检查排除泌尿系感染，24h排尿次数＞8次，夜尿次数＞2次。其发病原因主要是由于逼尿肌非自主性收缩或各种原发性疾病引起的膀胱炎症刺激。

3.混合型尿失禁

混合型尿失禁（Mixed urinary incontinence，MUI）即 SUI 与 UUI同时存在，是膀胱和尿道功能失调的综合结果。由于两种UI相互影响，使膀胱尿道功能障碍复杂化，其治疗也更加困难。

4.膀胱过度活动症

国际控尿学会将膀胱过度活动症（Overactive bladder，OAB）定义为尿急，伴或不伴有急迫性尿失禁，常合并尿频和夜尿的一组综合征，与压力性尿失禁的症状有重叠。诊断OAB时应排除代谢性疾病（糖尿病）和其他病理情况（泌尿系统感染、结石和间质性膀胱炎）。

OAB病因尚未明确，以下病理生理改变与其发生有关：神经疾病及损伤、膀胱出口梗阻、尿道支持组织薄弱、逼尿肌高活动性、膀胱高敏感。其与逼尿肌不稳定（Detrusor overactivity, DO）不同，OAB仅有50%存在DO，而存在DO的患者50%无OAB症状。

（二）尿潴留

尿潴留（Urinary retention）是指膀胱内充满尿液而不能正常排出。按其病史、特点分为急性和慢性尿潴留两类。

1. 急性尿潴留（高张）

起病急骤，膀胱内突然充满尿液不能排出，有时从尿道溢出部分尿液，但不能减轻下腹部疼痛，患者十分痛苦。

2. 慢性尿潴留（低张）

起病缓慢，病程较长，下腹部可触及充盈的膀胱，但患者不能排空膀胱，由于疾病的长期存在，患者逐渐适应，其痛苦反而不重。

二、排便异常

排便异常主要包括肛门失禁及便秘。

（一）肛门失禁

肛门失禁（Anal incontinence）是指肛门不自主地排出气体、液体粪便和固体粪便。目前界定为每月至少出现一次，持续或反复地不自主排出粪便内容物（＞10mL）。

（二）便　秘

便秘是一种常见的肠道功能紊乱表现，患者常主诉排便困难或费力、排便疼痛不畅、便次太少、粪便干结且量少、排空困难。如超过6个月即为慢性便秘。最常见的症状是排便困难和大便干硬。盆底超声对盆底功能障碍引起的便秘患者具有较好的诊断效果，属于一种可重复的无创检查方法，并且可用于指导盆底重建和修补手术，具有较高的应用价值，值得在临床中推广使用。

三、盆腔脏器脱垂

盆腔脏器脱垂（Pelvic organ prolapse，POP）指盆腔脏器从其正常位置向前或向下移位，在临床上较常见。按传统分类可分为子宫脱垂、阴道脱垂、膀胱脱垂和直肠脱垂。

轻度患者一般无不适。中度患者可有腰骶部酸痛或下坠感，及阴道内脱出"肿物"感，站立过久或劳累后症状明显，卧床休息后"肿物"消失。重度患者可有排尿、排便困难，宫颈和（或）阴道壁长期与衣物摩擦，可出现溃疡，伴感染，有脓性或血性分泌物。

子宫脱垂体征为子宫体下移，子宫颈口位于阴道内坐骨棘水平以下，子宫部分或完全脱出阴道口。伴有阴道前后壁脱垂者，可见阴道黏膜增厚角化，严重者宫颈口破溃，脓苔附着，并伴有宫颈延长。

（一）子宫脱垂

子宫脱垂（Prolapse of uterus）在临床上多见，表现为子宫从正常位置沿阴道下降，宫颈外口达坐骨棘水平以下，直至子宫全部脱出阴道外口（见图10-3）。

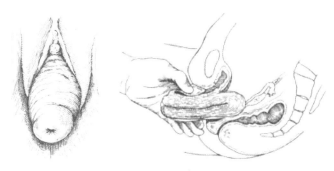

图10-3 子宫脱垂

1. Ⅰ度

轻型：宫颈外口距处女膜缘距离＜4cm，未达处女膜缘。

重型：宫颈已达处女膜缘，阴道口可见子宫颈。

2. Ⅱ度

轻型：宫颈脱出阴道口，宫体仍在阴道内。

重型：宫颈及部分宫体脱出阴道口。

3. Ⅲ度

宫颈及宫体全部脱出阴道口。

体格检查：Ⅱ、Ⅲ度患者可表现为宫颈溃烂、宫颈肥大、宫颈延长，阴道黏膜增厚，伴阴道前后壁脱垂。

（二）阴道前壁脱垂

阴道前壁脱垂（Anterior vaginal wall prolapse）多因膀胱和尿道脱垂所致，膀胱脱垂常见，常伴不同程度子宫脱垂，可单独存在或合并阴道后壁脱垂。

轻者无症状，重者可出现下坠腰酸、阴道口出现块状物、排尿困难、尿潴留及尿路感染、压力性尿失禁等。

Ⅰ度：阴道前壁形成球状物，向下突出，达处女膜缘，但仍在阴道内。

Ⅱ度：阴道壁展平或消失，部分阴道前壁突出于阴道外口。

Ⅲ度：阴道前壁全部突出于阴道外口。

（三）阴道后壁脱垂

阴道后壁脱垂（Posterior vaginal wall prolapse）：轻者无症状，重者可出现下坠腰酸、排便困难。

（1）直肠脱垂、直肠向阴道后壁中段脱垂，在阴道口能见到膨出的阴道后壁黏膜。

（2）小肠脱垂、耻尾肌纤维损伤严重可形成直肠子宫陷凹疝，阴道后穹窿向阴道内脱出，甚至脱出至阴道口，内有小肠。

体格检查表现见下表（表10-1）。

表10-1 阴道脱垂表现

	阴道前壁脱垂	阴道后壁脱垂
临床表现	阴道口松弛、阴道前壁半球形隆起、导尿金属管在膨出物内	阴道后壁半球状物凸起、直肠指诊指端可进入凸向阴道的盲袋内

四、生殖道瘘

所谓生殖道瘘是指生殖道与其邻近器官间有异常通道，其中尿瘘最多见，粪瘘次之。

（一）尿　瘘

尿瘘（Urinary fistula）又称泌尿生殖瘘，指生殖道与泌尿道之间形成的异常通道，患者尿液自阴道外流。

1. 常见类型

常见类型有膀胱阴道瘘（临床最为多见）、膀胱宫颈瘘、尿道阴道瘘、膀胱尿道阴道瘘、膀胱宫颈阴道瘘和输尿管阴道瘘等。

2. 主要临床表现

（1）膀胱阴道瘘（Bladder vaginal fistula）：膀胱和阴道之间存在异常瘘道，称为膀胱阴道瘘，其临床表现为尿液的持续溢出。

（2）尿道阴道瘘（Urethral vaginal fistula）：膀胱充盈时阴道漏尿。

（3）输尿管阴道瘘（Ureterovaginal fistula）：表现为漏尿和自主排尿，包括外阴皮炎、尿路感染、闭经等。

诊断时需明确其部位、瘘孔大小及瘢痕情况。

3. 辅助检查

（1）亚甲蓝试验（Methylene blue test）：可用于鉴别膀胱阴道瘘、膀胱宫颈瘘和输尿管阴道瘘。

（2）靛胭脂试验（Indigocarmine test）：用于确诊输尿管阴道瘘。

（3）膀胱、输尿管镜检查：用于检查炎症、结石和瘘孔。

（4）排泄性尿路造影（Excretory urography）：用于检查肾功能和输尿管功能。

（5）肾显像。

（二）粪　瘘

粪瘘（Fecal fistula）是因人体肠道与生殖道之间有异常交通，致使粪便由阴道排出，以直肠阴道瘘最为多见。

（1）直肠阴道瘘：表现为阴道排粪便，阴道排气。

（2）诊断依据：有损伤史及漏粪的临床表现，大的瘘孔在窥器下可见，小的瘘孔可见到新鲜肉芽。小肠、结肠阴道瘘经钡灌肠方可确诊。

五、性功能障碍

按国际标准，性功能障碍（Sexual dysfunction）包括：性欲减退、性唤起障碍（性交痛、阴道痉挛）、性高潮障碍或阴道松弛。其中性唤起障碍分为主观性唤起障碍（发病率为80.1%）及阴道润滑障碍，（发病率为32.4%），两者之间可以不相互平行。

第四节 结直肠肿瘤术后盆底功能障碍的治疗

盆底功能障碍（Pelvic floor dysfunction，PFD）是一组由于盆底支持组织缺陷、损伤及功能障碍而造成的疾病，包括直肠前突（Encysted rectum）、直肠黏膜脱垂（Prolapse of rectal mucosa）、盆底疝、骶直分离、耻骨直肠肌痉挛等，常并发盆底下降及盆腔器官膨出。PFD多见于中老年妇女，主要表现为盆腔疼痛、下坠感、性功能障碍（Sexual dysfunction）、尿失禁（Urinary incontinence）、排便不尽感以及盆腔器官脱垂。治疗盆底功能障碍的主要目的是盆底复健（Pelvic floor rehabilitation），以恢复盆底器官的解剖和功能，从而矫正器官脱垂和压力性尿失禁（Stress urinary incontinence，SUI）。

一、非手术治疗

研究发现，非手术治疗对轻、中度盆底功能障碍有较好的治疗效果，并可以防止盆腔器官脱垂加重，减轻症状，增加盆底肌肉的强度、耐力和支持力。Robert O'Shea等教授经过多年的随访发现，只有一部分盆底功能障碍的患者需要手术，而且手术时间可稍延迟。

（一）盆底肌训练

盆底肌训练（Pelvic floor muscle training）是指有意识地进行肛门及会

阴部肌肉的舒缩运动，以增强盆底及尿道肌肉的张力，提高肌肉的反应性，增强结缔组织支撑力的训练。包括压腿、跳绳、蛙跳、仰卧起坐和按摩锤敲打等方法。

（二）盆底肌刺激

盆底肌刺激（Pelvic floor muscle stimulation）是指通过电流直接刺激会阴部神经和盆腔神经或者神经肌肉，唤醒本体感受器，使肌肉被动锻炼，抑制膀胱逼尿肌收缩，同时使用镇痛剂促进局部血液循环。

（三）盆底生物反馈

盆底生物反馈（Pelvic floor biofeedback）是指采用压力或肌电信号装置，测定患者的行为锻炼效果，通过视觉或听觉信号反馈给患者，指导盆底肌肉的运动及感觉协调功能。

（四）膀胱训练

膀胱训练（Bladder training）是重要的行为疗法，其主要原则是按规定的时间排尿，一是通过渐渐延长间隔，推迟排尿，以达到提高膀胱容量的目的；二是教患者学会定时排尿，以避免膀胱过度充盈。对膀胱过活动症或膀胱过度充盈者均适用。

对于中低位直肠癌术后留置尿管时间较长的患者，传统护理建议进行拔除导尿管前的膀胱功能训练，即在拔管前间歇性地夹闭尿管，间歇充盈膀胱以模仿膀胱的生理活动，唤醒膀胱功能，减少拔管后尿潴留的发生。有临床研究显示：骨折患者术后一般留置尿管3～4d。研究者在拔管前把这部分患者分成2组，分别采用夹闭尿管训练膀胱和直接拔出尿管的方式。结果显示，两组间需再次留置尿管的患者比例无差别。对于长期留置尿管（30d以上）的中风患者，拔管前是否进行尿管夹闭对患者的残余尿无影响。妇科研究结果显示，是否进行膀胱训练对于全子宫切除术患者的尿潴留发生率和再次置管率没有影响。因此，2014年中国《留置尿管护理指南》明确提出，拔管前无需夹闭导尿管。晚上10点拔管会比早上10点拔管更有助于降低尿潴留的发生。

（五）子宫托

对于女性直肠癌手术后的患者，放置子宫托（Hysterectomy）是简单有效的机械辅助治疗方法。

（六）物理康复治疗配合中药治疗

物理康复治疗配合失笑散合四物汤能显著改善盆底功能，提高患者生活质量，减少并发症的发生。

二、手术治疗

对于结直肠癌术后PFD的患者一般的手术方法有：盆底重建手术（Pelvic floor reconstruction）和压力性尿失禁手术（Pressure urinary incontinence surgery）。很多直肠癌手术后的女性患者在疾病早期未注意，在来医院就诊时已经出现盆腔器官脱垂。盆腔器官脱垂是由于盆底支持解剖结构异常所致的，在某种意义上，其近似于盆底部位发生的外科疝。目前，PFD的手术治疗强调以盆腔前、中、后划分单位，术前仔细分析诊断，选择合适的手术方式。

（一）盆底重建手术

盆底重建手术是一项依据盆底整体理论进行的微创手术，通过小切口导入聚丙烯网带或网片进行悬吊。对无病变或已萎缩的脱垂子宫进行保留，重点对盆底松弛、延长的韧带组织进行重建强固，以增强盆底的支持力度，恢复器官原有的解剖位置。这种手术方法具有创伤小、手术时间短、患者疼痛轻、恢复快，且效果稳定等优点，其复发率为3%～7%。手术适应证：结直肠癌患者术后出现盆腔组织松弛、阴道前后壁膨出、合并子宫脱垂的患者；子宫脱垂Ⅱ、Ⅲ度、重度阴道穹窿膨出，阴道前后壁修补后复发者，围绝经期女性。

盆底重建手术可经阴道或经腹（传统术式或腹腔镜下）进行。治疗时，医生会重建脱垂器官的位置，加强周围组织和韧带。阴道缺损也将获得修补，有时会使用一种特殊的合成材料。术前患者需要进行一系列全面的检查以做出正确诊断。女性患者如有压力性尿失禁，可在手术时加用吊带治疗以纠正尿失禁。

盆底重建手术是针对盆底器官脱垂及压力性尿失禁进行的修复手术，术后仍有部分患者会复发，尤其是体型高大、重体力劳动者、慢性肺部疾病者，表现出盆底功能障碍的症状，如：尿急、排尿时间延长、排尿困难或尿不尽感等。

1. 手术方式

手术方式一般分为两种，一种是经阴道手术（阴式手术）：即传统的经阴道手术方式。经阴道手术的患者需要2～3个月才能完全恢复，在此期间患者非常痛苦。另一种为腹腔镜手术，随着时间的推移，越来越多的医生认识到腹腔镜手术的好处。经腹腔镜手术的患者伤口小、恢复快、出血少。

针对不同的患者，要综合考虑患者情况，选择不同的手术方式。在盆底重建术中，腹腔镜手术应当占有一席之地。

此外，临床上盆底重建手术一般采用网片材料，但应该注意，利用手术网片对盆腔脏器脱垂的患者进行经阴道修补的严重并发症较为常见，因此阴道补片不能作为盆底重建的首选。目前，在澳大利亚，阴道前壁修补以自体组织为主，网片修补应用率逐年下降。大量文献研究报道显示：盆底重建术治疗女性盆底功能障碍疗效确切，手术方法简单，短期疗效肯定，长期疗效有待进一步观察。

2. 手术并发症

所有的手术治疗都存在一定的风险。盆底重建手术并发症包括感染、出血、损伤盆壁血管或神经、排尿困难等，膀胱和肠道损伤等并发症较为少见；另外还有网片材料排异和暴露在阴道中（侵蚀）等并发症。

（二）压力性尿失禁手术

1. 手术适应证

手术适应症：①子宫脱垂、膀胱尿道膨出、盆底组织损伤或松弛引起的应力性尿失禁，首选经阴道手术。②经阴道手术失败或复发，再选经腹手术。

2. 麻醉方法

无论经阴道还是经腹手术，均可用局部麻醉、硬脊膜外麻醉或腰椎麻醉。经阴道手术取膀胱截石位，经腹手术取垂头仰卧位。

3. 折叠缝合术

折叠缝合术操作过程：①自尿道外口下约1cm处开始，至子宫颈内口水平，切开阴道黏膜，注意避免损伤尿道、膀胱。②用鼠齿钳夹住切开的阴道黏膜，向外侧牵引，以纱布缠手指，剥离阴道壁，接近尿道外口，若尿道与阴道壁粘连紧密，可用尖刀锐性剥离，达尿道两侧深处，显露膀胱颈部；如不清楚是否到达膀胱颈，可从尿道外口插入一带气囊的导尿管，充气后牵引导尿管，遇到阻力处，即为膀胱颈。③尿道膨出显著者，于尿道两旁组织，可加固一层褥状缝合。④从尿道内口两侧开始，以4号丝线或2-0铬制肠线褥状缝合耻骨–膀胱–宫颈筋膜；打结后抽动导尿管，有收缩感时即为缝合松紧适度。⑤再在膀胱颈部，以2-0铬制肠线作横"8"字形褥状缝合1针，以提取和缩窄阴道膀胱颈。⑥剪去阴道黏膜的多余部分，以可吸收线或2-0号铬制肠线相对间断缝合阴道黏膜，穿过一点其下的筋膜，避免形成无效腔。

4. 尿道膀胱固定术

尿道膀胱固定术操作过程：①从尿道外口插入一带气囊的导尿管直至膀胱。②脐下正中切口切开皮肤，切口长约10cm。切开筋膜，向两侧分离腹直肌，但不切开腹膜。③从耻骨联合后方，钝性剥离膀胱前间隙，可剪断膀胱耻骨韧带的结缔组织束，使膀胱完全从耻骨后面分离。以示、中指探触膀胱颈及尿道。助手自阴道经导尿管向气囊充气，向后牵引导尿管，遇阻力处即为膀胱颈。继续向下剥离，直到近尿道外口。④上提膀胱，自尿道外口上约1cm处开始，以针带4号丝线，穿尿道旁结缔组织、阴道前壁的结缔组织，过耻骨联合后面的骨膜，打结。从下而上，两侧对称，一般缝合4针。⑤在膀胱颈部及膀胱下部前壁缝合2针，穿过腹直肌后筋膜打结。⑥逐层缝合腹壁。术后尿道固定于耻骨后骨膜上，膀胱前壁固定于腹直肌后面，消失了的尿道后角即得以恢复。

（三）术中需要注意的事项

经阴道手术，相对折叠缝合两侧耻骨–膀胱–宫颈筋膜，目的是提取和缩窄，故必须找准膀胱颈的位置。经腹手术，尿道固定于耻骨后骨膜，膀胱颈固定于腹直肌后面，也必须清楚膀胱颈的确切位置。

两种手术都须剥离组织，以充分游离膀胱、膀胱颈及尿道，有时粘连很紧，应进行锐性分离；遇有出血，须缝扎止血。

（四）术后处理

术后处理：①保留导尿管5～7d，或待能自尿、测残余尿不及100mL时拔出。②给予抗生素，控制泌尿道感染。③对绝经后妇女，必要时术后服己烯雌酚0.25mg/d，持续2～3个月。经腹手术时，少数病例可能发生耻骨联合后血肿、脓肿、骨膜炎等，故术后应注意无菌技术，用丝线而不用肠线。有学者主张将尿道固定于耻骨后的软骨，将膀胱颈固定于两侧耻骨韧带。

TVT吊带术是由瑞典Ulmsten教授首创，即用人工网带置于中段尿道，在腹部用力时提供骨盆底的支撑保持不漏尿。新式TVT-O吊带术则是由比利时de Leval医师在原有TVT吊带术基础上加以改良，选择更安全的经闭孔膜路径，避开可能损伤膀胱的耻骨后间隙路径。因手术过程简单、安全，手术时间短、并发症极少、患者术后疼痛少、恢复快、疗效明显等优点，近年已得到广泛推广。

妇女骨盆在排尿时需要一个非常重要的结构——耻骨尿道韧带（Pubourethral ligament，PUL）提供中段尿道支撑，让骨盆底肌肉群协同作用，在腹部用力时托住中段尿道保持不漏尿的状态。TVT/TVT-O吊带术可为患者提供有效支撑的PUL结构。临床医师将这种高科技人造纤维网带植入妇女中段尿道下组织，利用网带的纤维空隙与尿道旁组织产生镶嵌作用，强化中段尿道，从而达到治疗尿失禁的效果。平时不用力时，TVT/TVT-O吊带术不会造成尿道阻塞，只是轻轻地托住尿道中段。当咳嗽或用力时，这条特殊设计人造纤维网带就发挥作用了。南京鼓楼医院泌尿外科燕翔教授自2004年引进无张力阴道吊带术（TVT-O），其治愈率可达90%，该技术同时还具有创伤小、恢复快、费用低等优势。其原理是：患者用力、打喷嚏、咳嗽等导致腹压增高时，利用吊带的纤维空隙与尿道旁组织产生镶嵌作用，强化中段尿道，被动性阻止向下移动的尿道，使尿道内压力增高，并超过膀胱压力，阻止尿液外渗。由此可以看出，吊带的固定原理是被动性、无张力的，一般要等到吊带路径完全瘢痕化以后才能发挥最佳的悬吊效果。

　　压力性尿失禁术后部分患者会反映活动后偶有少量尿液漏出，这并不是意味着手术失败，可建议患者术后2周于盆底门诊行电刺激或者生物反馈治疗以更好地提高盆底肌肉的功能。对于单独行盆底重建术的患者，术前本身存在隐匿性尿失禁但患者及家属认为没有漏尿而不愿手术中同时处理尿失禁的问题，术后可能由于阴道前壁切口瘢痕形成使得尿道僵硬，弹性下降，从而降低了尿道闭合压而出现新发压力性尿失禁；或者部分患者术后会出现尿频、尿急、尿痛的情况，所有上述术后的患者也可于盆底门诊行物理疗法、膀胱功能训练（盆底的电刺激及生物反馈治疗、热敷治疗）、局部应用雌激素。若术后3个月压力性尿失禁漏尿情况加重的患者可再次专门行尿道中段悬吊术。对于术后出现网片暴露的患者，我们建议返院进一步清除暴露网片，必要时需行清创手术。盆底疾病手术后的患者进行盆底肌保养相当重要，推荐术后联合物理治疗的方法来促进女性生活质量的提高。

　　盆底功能障碍疾病的患者大都选择手术治疗。术后的康复护理很重要。医护人员在住院期间会帮助并指导患者进行恢复锻炼，出院后也会给予患者详细的康复指导，患者术后出院需要注意以下事项：①建议休息1个月。软食，至少3个月内避免进食不易消化的食物、避免便秘及大笑、咳嗽等增加腹压的活动；术后3个月尽可能少做带孩子、做家务等日常活动。术后持续便秘的患者可口服乳果糖等缓泻剂，促进排便。②大部分重建术是经阴道手术，行腹腔镜骶骨固定术的患者属于经阴道辅助的腹腔镜手术，涉及阴道前后壁切口或阴道断端的愈合问题，建议出院后于家中醋酸奥曲肽坐浴（1∶10兑水或兑水混合成淡黄色即可，阴道全部浸没于水中），每日两次。绝经后的患者或者全子宫切除的盆底疾病患者可于每晚坐浴后涂抹雌激素软膏1次，共1个月；但是对于未绝经的患者，考虑到雌激素对于子宫内膜的影响，建议使用雌激素软膏1支即可。醋酸奥曲肽坐浴及雌激素软膏的联合应用可促进阴道切口的愈合及缝线的脱落。③阴道内缝线会随着伤口的愈合而脱落，脱落时伴随少量流血，若流血过多，自行处理不了则建议联系医师处理；若缝线持续不脱落，可于术后2个月或者3个月复查时返院拆除。④部分长期脱垂的患者术后72h拔除尿管后出现排尿不尽的情况，此时应重新留置尿管，此类患者由于长期脱垂导致膀胱功能短期内恢复欠佳，或者是由于本身合并糖尿病出现尿潴留，出院后应积极调控血糖。对于排尿不尽的患者均可于出院10d后返院重新拔除尿管，然后再次测量膀胱残余尿。留置尿管期间不用反复夹闭尿管，保持尿管持续通畅即可，多饮水；也可于盆底诊治中心行尿潴留的物理治疗，促进术后早日恢复。⑤术后3个月或半年返院进行复查。

三、新技术展望

（一）新型女性盆底重建手术

基于植入聚丙烯材料的网片（MESH）和吊带（Sling）的新型盆底重建手术，是一项革新的微创植入性外科治疗手段，包括PROLIFT盆底修复系统等各种微创穿刺悬吊系统。新型盆底重建手术需要将特殊设计的软性聚丙烯网片植入盆底，以重聚盆底的支撑力。聚丙烯网片的植入被设计成一种微创技术，仅需在阴道中切一个很小的切口即可进行，并能保留子宫。聚丙烯材料的网片和吊带植入后，网片最初由穿过闭孔的网带固定，以后机体组织长入网片的小孔中，形成最终支撑。网片给盆底组织极大的支持力，可治疗不同程度的盆腔器官脱垂。

与传统手术相比，新型盆底重建手术具有以下特点：①微创，患者痛苦小、愈合快。②通过恢复正常的阴道解剖结构，可使性功能得到恢复。③如子宫没有器质性病变，可不切除子宫。④新型盆底重建手术几乎适用于所有患者，包括肥胖、老年患者，甚至以前做过盆底器官脱垂或压力性尿失禁手术的患者。

（二）腹部技术

腹部技术（Abdominal hypopressive technique，AHT）就是改变呼吸和姿势的一种技术，其目的是减少腹部压力。它是基于不自主地激活腹部肌肉和盆腔肌肉可减少尿失禁和盆腔器官脱垂的原理而设计的。这个技术在1980年代首先由物理治疗师Marcel Caufriez提出，并在欧洲、北美和南美等得到广泛的临床应用。但是，在目前，尚没有足够证据推荐应用于患者。

第五节 结直肠肿瘤术后盆底功能障碍的预防

一、饮食调节

选择进食高蛋白质、高热量、高维生素、易消化、含适量纤维素的清淡软食。有便秘者可在食物中添加蜂蜜或芝麻油等。多饮水。忌食辛辣刺激、干硬、含粗纤维较多的食物及豆类、蒜、乳类等易产气的食物。

二、药物治疗

大便次数每天大于10次并且大便不成形的患者可酌情口服复方苯乙哌啶或洛哌丁胺（易蒙停）至大便成形，或大便控制在每天3次以下。

三、坐　浴

用温水或1∶5000高锰酸钾溶液坐浴，每天1～2次，每次15～20min，可减轻肛门部炎症与水肿，促进肛门收缩功能和排便反射的恢复。但需注意，坐浴时不能采取长时间下蹲位，以免增加腹压和吻合口张力，增加吻合口并发症的发生风险。

四、肛门功能锻炼

肛门功能锻炼不仅有利于术后肛门功能的恢复，而且可以促进局部血液循环，减少痔静脉的瘀血和扩张，治疗和预防痔疮。需要注意的是，在做肛门功能锻炼时，要持之以恒，不能急于求成，以免造成过度疲劳，应以感到舒适为宜。方法如下：两腿靠拢两臀部，向肛门方向紧收，在深呼吸情况下，做提肛及肛门闭锁（夹肛）练习；如此反复练习20～30次，每3～4h锻炼1次；站立、坐着、平躺练习均可。体质虚弱患者，根据情况可适当减少锻炼次数。

（庄　竞）

参考文献

Al-najar MS, Ghanem AF, Alryalat SAS, et al. The usefulness of MR defecography in the evaluation of pelvic floor dysfunction: our experience using 3T MRI[J]. Abdom Radiol (NY), 2017, 42(9): 2219-2224.

Bortolami A, Vanti C1, Banchelli F, et al. Relationship between female pelvic floor dysfunction and sexual dysfunction: an observational study[J]. J Sex Med, 2015, 12(5): 1233-1234.

Fanfani F, Costantini B, Mascilini F, et al. Early postoperative bladder training in patients submitted to radical hysterectomy: is it still necessary? A randomized trial[J]. Arch Gynecol Obstet[J]2015, 291(4): 883-888.

Han W, Wang Y, Qi S, et al. Observation of the effect of physical rehabilitation therapy combined with the medication on pelvic floor dysfunction[J]. Exp Ther Med, 2018, 15(2): 1211-1216.

Jundt K, Peschers U, Kentenich H. The investigation and treatment of female pelvic floor dysfunction[J]. Dtsch Arztebl Int, 2015, 112(33/34): 564-574.

Khan ZA, Whittai C, Mansol S, et al. Effect of depression and anxiety on the success of pelvic floor muscle training for pelvic floor dysfunction[J]. J Obstet Gynaecol, 2013, 33(7): 710-714.

Kim S, Wong V, Moore KH. Why are some women with pelvic floor dysfunction unable to contract their pelvic floor muscles? [J]. Aust N Z J Obstet Gynaecol, 2013, 53(6): 574-579.

Lee YJ, Kim SR, Kim SK, et al. The significance and factors related to bladder outlet obstruction in pelvic floor dysfunction in preoperative urodynamic studies: A retrospective cohort study[J]. Obstet Gynecol Sci, 2014, 57(1): 59-65.

Long A, Edwards J, Thompson R, et al. A clinical evaluation of a sensor to detect blockage due to crystalline biofilm formation on indwelling urinary catheters[J]. BJU Int, 2014, 114(2): 278-285.

Pedraza R, Nieto J, Ibarra S, et al. Pelvic muscle rehabilitation: a standardized protocol for pelvic floor dysfunction[J/OL]. Adv Urol, 2014: 487436.

Rosenkrantz AB, Lewis MT, Yalamanchili S, et al. Prevalence of pelvic organ prolapse detected at dynamic MRI in women without history of pelvic floor dysfunction: comparison of two reference lines[J]. Clin Radiol, 2014, 69(2): e71-77.

Tibaek S, Dehlendorff C. Pelvic floor muscle function in women with pelvic floor dysfunction: a retrospective chart review, 1992—2008[J]. Int Urogynecol J, 2014, 25(5): 663-669.

Yang EJ, Lim JY, Rah UW, et al. Effect of a pelvic floor muscle training program on gynecologic cancer survivors with pelvic floor dysfunction: a randomized controlled trial[J]. Gynecol Oncol, 2012, 125(3): 705-711.

陈冬銮，宋岩峰. 女性盆底功能障碍性疾病诊断方法[J]. 中国医刊，2011，46(10): 12-14.

索　引

（按拼音字母顺序排序）